DU CANCER EXTERNE,

CONSIDÉRÉ SURTOUT

DANS SON DIAGNOSTIC PROPRE

ET DANS SON DIAGNOSTIC DIFFÉRENTIEL;

PAR FRÉDÉRIC MOUTET,

DOCTEUR EN MÉDECINE,

Ancien premier Élève de l'École pratique d'Anatomie et d'Opérations chirurgicales, ex-Prosecteur adjoint, ex-Chef de Clinique externe près la Faculté de Médecine de Montpellier, etc., etc.

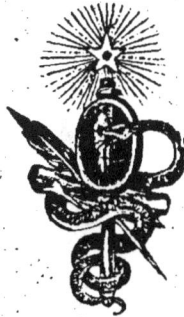

MONTPELLIER,

TYPOGRAPHIE DE PIERRE GROLLIER, RUE BLANQUERIE, 1.

1852.

DU CANCER EXTERNE,

CONSIDÉRÉ SURTOUT

DANS SON DIAGNOSTIC PROPRE

ET DANS SON DIAGNOSTIC DIFFÉRENTIEL;

PAR FRÉDÉRIC MOUTET,

DOCTEUR EN MÉDECINE,

Ancien premier Élève de l'École pratique d'Anatomie et d'Opérations chirurgicales, ex-Prosecteur adjoint, ex-Chef de Clinique externe près la Faculté
de Médecine de Montpellier, etc., etc.

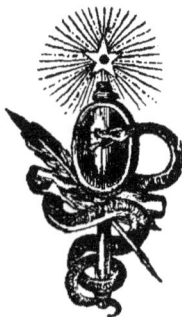

MONTPELLIER,

TYPOGRAPHIE DE PIERRE GROLLIER, RUE BLANQUERIE, 1.

1852.

ERRATA.

Page 42, note 1 , au lieu de Lecat , *lisez :* Ledran.

Page 57 , au lieu de se serait complétement , *lisez :* se serait trouvé.

Page 90 , au lieu de Phytamoïde, *lisez :* Phymatoïde.

Page 136 , au lieu de peleux , *lisez :* pileux.

Page 154 , au lieu de $^m0,^m005$, *lisez :* $^m0, ^m015$, à la ligne 18.

DU CANCER EXTERNE,

DANS SON DIAGNOSTIC PROPRE

ET DANS SON DIAGNOSTIC DIFFÉRENTIEL.

INTRODUCTION.

Il serait hors de propos d'établir en ce moment l'importance du diagnostic en général, et inutile d'insister sur celle du sujet que je me propose de traiter, mais je dois quelques explications sur les motifs qui ont déterminé le choix que j'en ai fait et sur le plan que j'ai cru devoir suivre.

Malgré tout le respect que méritent les travaux des anciens et la valeur attachée à leur méthode d'observation, on ne saurait nier que celle-ci ne manquât souvent de base solide, et en ce qui concerne les produits morbides et le cancer en particulier, qu'elle n'ait été

infructueuse pour en déterminer les espèces et la nature. Les recherches et les découvertes de l'école ana-
tamo-pathologique et surtout celles de Laënnec, avaient
préparé les éléments d'une connaissance plus positive;
toutefois elles étaient encore bien loin d'avoir fourni au
diagnostic cette certitude, non pas absolue, mais relative, à laquelle il nous est seulement permis d'aspirer.
Des travaux plus récents ont en partie complété ce que
celles-là avaient laissé d'imparfait. Les études microscopiques nous ont donné des connaissances à la fois plus
étendues et plus exactes sur la texture, le diagnostic
différentiel et la nature pathologique du cancer. Parmi
les auteurs qui ont le plus contribué à ces progrès, on
doit citer Muëller, Gluge, Valentin, Vogel en Allema-
gne ; Mandl, Sédillot, Lébert en France. Mais ces sa-
vants, estimables d'ailleurs à tant de titres, ont suivi,
pour la plupart, une direction qui, à côté d'avantages
incontestables, expose à de nombreux inconvénients.
La considération exclusive des productions morbides,
dans ce qu'elles offrent d'intéressant pour l'anatomiste,
le micrographe ou le chimiste, ne saurait à elle seule
conduire à la détermination de la nature de l'affection
générale ou locale qui préside à leur formation. Le
contrôle clinique, dit avec raison M. Lébert, la comparaison de l'observation au lit du malade avec le résul-

lat de l'examen anatomique et microscopique est indispensable pour y arriver. Ainsi donc, rechercher dans l'histoire de l'affection cancéreuse, envisagée à ce double point de vue, les caractères propres à en établir la spécificité ; démontrer l'importance du concours de tous ceux qu'elle nous fait connaître, pour faciliter le diagnostic des faits particuliers, et éclairer leurs rapports avec les autres productions morbides , tel est le but que j'ai ambitionné d'atteindre et dont, sans doute, je suis resté bien loin.

La marche que j'ai cru devoir suivre est celle des faits eux-mêmes. A l'inverse des auteurs contemporains, qui commencent l'étude des maladies par celle des altérations qu'on découvre, après la mort, dans les organes, il m'a semblé préférable de me conformer à l'ordre de la nature. J'entreprends donc l'histoire du cancer par les premières modifications physiques et vitales qui en annoncent l'existence, et je la poursuis dans ses conséquences, dans ses causes, dans ses caractères anatomiques, dans les moyens thérapeutiques qui lui sont propres, et dans ceux que l'art emploie pour en acquérir, en temps opportun, une notion plus précise. Cet ordre est reproduit, avec autant de fidélité qu'il m'a été possible, dans la seconde partie.

Bien que ce travail comprenne les caractères généraux de l'affection cancéreuse , il ne saurait passer pour une monographie. Dans une composition de la nature de celle-ci, j'ai dû nécessairement m'imposer des bornes, et, dans l'application que je fais des connaissances acquises sur le sujet qui m'occupe aux cas particuliers, j'ai, de préférence, choisi les localisations extérieures, celles qui sont plus spécialement du ressort de la chirurgie.

TABLE DES MATIÈRES.

FIN DE LA TABLE.

PREMIÈRE PARTIE.

DU CANCER, CONSIDÉRÉ DANS SES CARACTÈRES PROPRES.

Une observation préliminaire est nécessaire pour l'intelligence de ce qui va suivre. Je vais parcourir l'histoire du cancer dans ses diverses parties, mais toujours au point de vue du diagnostic ; c'est dire qu'on trouvera moins une description minutieuse de ses symptômes, une exposition étendue de ses causes, de sa composition anatomique, ou des moyens thérapeutiques employés pour combattre cette affection, qu'une appréciation de leur importance et de leur valeur relative. Cet avertissement me dispensera d'établir des désignations restrictives à l'énoncé des chapitres affectés à chacun des éléments de cette étude.

CHAPITRE PREMIER.

§ Ier. DES PHÉNOMÈNES PHYSIQUES ET VITAUX DES TUMEURS CANCÉREUSES.

A. I. *Tumeur.*—Le cancer débute au milieu des conditions de santé les plus favorables ; il n'est précédé d'aucun signe général ou local, constant, d'une manifestation prochaine. La première circonstance qui révèle son existence est la formation d'une tumeur ; c'est là le cas le plus commun ; tumeur mobile, glissant sous la peau, indolente, de volume et de forme assez variables. Moins souvent il commence par un engorgement limité dans un point d'un organe ou par une infiltration en masse comme on l'observe parfois dans la glande mammaire et le testicule. On comprend qu'en traçant des caractères généraux, il est impossible de représenter exactement tous les détails ; le siége de la lésion organique imprime aux symptômes une foule de variations qui ne peuvent être convenablement appréciées que dans une étude spéciale ; cependant, ici comme dans le reste de ce travail, je m'efforcerai de reproduire aussi rigoureusement que possible la physionomie propre des faits.

Le mode d'origine par un tubercule verruqueux (éruption cancéreuse de Bayle) (1), par une desquamation de l'épiderme, par des fissures, appartient à une autre lésion morbide dont les caractères seront indiqués plus tard. Alibert (2), sous le nom d'*Anthracine*, décrit, d'après Jurine, une forme de cancer qui serait précédée de cette tache ou coloration noire de la peau ; l'existence de cette forme ne repose que sur un fort petit nombre de faits très-incomplets, sans détails anatomopathologiques ; il est probable que ces auteurs ont donné à une circonstance exceptionnelle, à un accident, une importance exagérée (3). Que dirons-nous

---

(1) Bayle. *Vues théoriques et pratiques sur le cancer.* Bibl. méd., 9e année, t. XXXV.

(2) Alibert. *Nosographie naturelle*, p. 550.

(3) Voir plus bas, à l'anatomie pathologique. Je n'insiste pas sur les cancers *globosus*, *tuberosus*, etc., etc., du même auteur, parce que je me réserve de m'expliquer sur la valeur de ces distinctions.

de ceux qu'on a regardés comme succédant à des productions cornées ? Ici l'effet a été pris pour la cause.

J'arrive à une question plus délicate :. le cancer
peut-il se manifester primitivement par un ulcère ou
bien envahir un ulcère déjà établi? L'ulcère cancéreux
primitif est admis par Bayle et Cayol (1) ; mais il est
facile de voir que, même pour eux, cet ulcère est
précédé d'un bouton, d'une excroissance, etc., etc.
Il est la suite de l'éruption cancéreuse dont il a déjà
été parlé. Quant aux ulcères cancéreux consécutifs,
ils sont plus explicites ; ils les regardent comme toujours précédés d'une augmentation dans le volume de
la partie ; mais, ce qu'il faut bien remarquer, c'est
qu'ils admettent non-seulement l'infection des ulcères
simples, mais celle des scrofuleux, des vénériens, etc.
M. Lébert, de son côté, conteste l'existence de faits
qui justifient cette opinion, et il assure n'en avoir jamais vu (2). En présence d'aussi graves autorités, le
doute serait permis. Toutefois, si mes préférences pouvaient avoir quelque valeur, j'inclinerais à adopter
celle de M. Lébert ; dans un très-grand nombre de
cas, que j'ai pu observer, jamais le cancer n'avait
pris son point de départ dans une solution de continuité préexistante ; je dois ajouter que le fait d'ulcères
scrofuleux ou vénériens, transformés en ulcères cancéreux, suppose résolue une des difficultés les plus gran-

---

(1) Cayol. *Clinique médicale suivie d'un traité sur le cancer,*
par Bayle et Cayol, p. 365.

(2) Lébert. *Traité théorique et pratique des maladies cancéreuses,* Paris 1851, page 102.

des et les plus controversées de la pathogénie des affections morbides : celle de leur transmutation réciproque.
Ainsi donc, le cancer débute par une tumeur, qu'elle
forme une masse distincte, ou qu'elle soit due à l'infiltration partielle ou générale d'un organe (1).

II. *Nombre*. — Cette tumeur est souvent unique ;
mais il n'est pas rare de voir simultanément se présenter dans un organe plusieurs tubercules isolés qui, ve-
nant à se joindre, constituent une masse lobulée. D'autres fois, on observe successivement, et presque à la
même époque, plusieurs de ces tumeurs dispersées dans
tout le corps. Rigal de Gaillac rapporte l'histoire d'une
eune fille qui en portait 113 à la fois sur diverses parties du corps(2). Alibert cite des faits nombreux du même
genre (3). M. le professeur Alquié, dans son ouvrage in-
titulé *Chirurgie conservatrice*, parle d'un jeune homme
sur lequel on comptait jusqu'à 60 masses cancéreuses. Voici un fait, recueilli à la clinique de Saint-Éloi,
pendant que M. Benoît, professeur-agrégé, était chargé
du service, et qui me semble curieux à plus d'un titre :

OBSERV. Dufour (Claude), âgé de quinze ans, cultivateur à
Avignon (Vaucluse), se présente, le 17 septembre 1849, à Saint-
Eloi avec une tumeur considérable dans l'aisselle droite. Né de
parents très-sains qui nous donnent eux-mêmes tous les renseignements que nous leur demandons, doué d'une constitution
assez débile et d'un tempérament lymphatique, il n'avait jamais

---

(1) *Voir* Delpech. *Mal. rép. chir.* T. III. Article *Cancer*,
p. 494.

(2) *Annales cliniques de la Société de médecine pratique de
Montpellier.* Mai 1815.

(3) Alibert. *Loc. cit.*, p. 548.

éprouvé d'affection grave , quand , environ un an avant son
entrée à l'hôpital , il s'aperçut de l'existence d'une petite glande
dure , roulante , mais indolente , contre la paroi interne du creux
axillaire. Elle grossit assez vite , contracta des adhérences profondes et devint immobile pendant que le corps thyroïde s'in-
durait aussi du côté droit. Neuf mois après le début du mal, la
tumeur de l'aisselle s'ulcéra , et l'ulcération fut encore agrandie
par l'application d'une pommade caustique , faite sur les instiga-
tions d'un charlatan. Le volume de la tumeur s'accrut rapidement ;
sous l'influence de l'inflammation, des symptômes généraux, fièvre,
frissons, sueurs nocturnes, se déclarèrent, et le sujet s'affaiblit. Il
était fortement débilité quand nous l'observâmes. La tumeur,
du volume d'une tête de fœtus à terme, occupait le creux axillaire
depuis le bord postérieur jusqu'au-delà du bord antérieur, et depuis la cinquième côte environ jusqu'à 2 ou 3 pouces de la clavi-
cule. Les vaisseaux et les nerfs, peu sensibles, étaient refoulés en
haut et en arrière. Une fièvre hectique , presque continue , suivie
d'une diarrhée rebelle , d'une varicelle et enfin d'une pneumonie
avec infiltration séreuse générale , emportèrent le malade au bout
de quelques jours. A l'autopsie , outre la tumeur de l'aisselle dont
la nature cancéreuse n'était pas douteuse , nous trouvâmes le
corps thyroïde envahi par une matière blanche et lardacée analogue, les ganglions bronchiques dans le même état, une large
plaque étendue entre le péricarde et le diaphragme , une autre sous
le feuillet viscéral du péricarde au-dessus, et jusque dans l'intervalle des fibres musculaires du cœur dont la paroi antérieure
avait un aspect bosselé. La première partie du jejunum , dans l'é-
tendue de 25 centimètres , était infiltrée de la même substance, et
l ne restait du tissu primitif de l'organe que le feuillet séreux et
une mince couche de tissu muqueux qui, s'enlevant avec facilité,
laissait à nu la matière cancéreuse ; les ganglions mésentériques
étaient affectés de la même manière, et, dans l'épaisseur des deux
feuillets du péritoine, existait une masse plus molle, mais évidemment du même genre, dont le volume égalait celui de la tumeur
extérieure ; le pancréas était dans le même état que le corps thyroïde ; enfin, les reins, bosselés à leur surface , présentaient dans
leur intérieur une foule de tubercules d'un blanc jaunâtre , durs,

criant sous le scalpel , parfaitement circonscrits et bien distincs de la substance propre de l'organe.

Cet exemple de tumeurs multiples est d'autant plus remarquable , qu'il est offert par un jeune homme de 15 ans , et que le tissu de nouvelle formation affectait la forme squirrheuse. Je considère comme contemporaines, à cause de l'état presque identique de tous les dépôts et du peu de temps qui s'était écoulé entre l'apparition des tumeurs extérieures et la mort.

Du reste , rien de plus fréquent que la multiplication de ces tumeurs à une époque avancée de la maladie , et surtout après une opération, même opportune. Un fait très-curieux a été signalé par M. Roux (1) ; c'est que jamais ou presque jamais , les organes pairs et symétriques ne sont ni primitivement, ni consécutivement, tous les deux, le siége d'un dépôt cancéreux. « Ainsi, pour les testicules , quand il y a engorgement des deux organes , je suis presque certain , dit-il , qu'il ne s'agit pas de sarcocèles. » Pour les seins , cette règle est moins absolue ; mais elle est vraie dans toute sa rigueur pour les yeux. M. Cruveilher , considérant ce fait comme acquis à la science , s'en est servi comme d'un des caractères les plus propres à distinguer du squirrhe , les corps fibreux des mamelles qu'il a généralement rencontrés, à la fois, dans les deux glandes, uniques ou multiples (2).

_____

(1) *Bulletin de l'Académie royale de Médecine* , t. IX , p. 390.
(2) *Ibid*

III. *Forme.* — Les variétés de forme du cancer sont infinies : assez souvent il représente un petit corps ovoïde, semblable à un ganglion lymphatique engorgé complétement isolé ; mais il contracte rapidement des adhérences et, dans son développement ultérieur, il affecte une irrégularité plus ou moins bizarre. Le siége, la nature des tissus voisins, exercent ici une influence marquée ; la résistance qu'ils offrent à se laisser pénétrer ou distendre par la matière cancéreuse, et à subir le travail d'ulcération, entraîne des modifications singulières qui se refusent à toute description ; ainsi, dans le testicule, le cancer conserve très-longtemps, mais exagérée, la forme ovoïde de l'organe; dans la mamelle, si primitivement il se borne parfois à simuler une simple hypertrophie, il est rare que des traînées, des prolongements en divers sens ne la rendent pas bientôt méconnaissable et n'éveillent, par leur présence, des soupçons sur la véritable nature du mal. Cette irrégularité appartient à toute la masse ; la surface est inégale, bosselée, parsemée d'élevures, séparées par des sillons plus ou moins profonds ; la base est diffuse, et ce n'est pas un des moindres embarras du chirurgien que de chercher à la reconnaître d'une manière exacte; ces espèces de tractus sont encore une complication très-fâcheuse, qui peut souvent interdire une opération, du reste indiquée et facile à pratiquer.

Sous le nom de *cancer globuleux* (1), Alibert décrit de petites tumeurs, ordinairement multiples, un peu

---

(1) Alibert. *Nosograghie naturelle.*

noirâtres , saillantes et recouvertes par une peau fine
et lisse. Cette désignation spéciale me paraît de peu de
valeur, et s'applique à une variété assez rare. M. Nélaton en signale encore une aussi peu commune , et qui
s'écarte beaucoup des cas ordinaires (1) : « Il se forme
parfois , mais seulement chez les sujets très-avancés
en âge , une tumeur qui , au lieu de se développer
au-dessous des téguments, tend à se pédiculer. Cette
tumeur , d'un volume médiocre , est couverte par la
peau adhérente, mince et luisante , et parcourue par
des vaisseaux veineux excessivement fins , qui lui
donnent une couleur vineuse. » Enfin , la manière
dont s'accomplit le dépôt de la substance nouvelle
au sein des organes , l'agglomération de masses distinctes, la prédominance d'un des éléments au détri-
ment des autres, la présence d'une membrane de cir-
conscription , voilà tout autant de causes nouvelles de
variations qui trouveront plus tard une facile explication ou dont il me suffit d'avoir indiqué l'existence.

IV. *Volume.* — Il me serait aisé de donner à cet
article une étendue démesurée ; les auteurs s'arrêtent
avec complaisance sur les dimensions énormes de certaines masses qu'ils ont rencontrées ; mais j'ai moins
en vue de recueillir des faits extraordinaires que de rechercher les caractères les plus constants de l'affection
cancéreuse , dans l'intérêt de la pratique chirurgicale.
Or , en prenant pour type les observations , sans
contredit fort intéressantes , rapportées par Aberne-

(1) Nélaton. *Pathologie chirurgicale* , t. 1 , page 358.

thy (1), par M. Velpeau (2), par Lobstein (3),
par M. P. Bérard (4) et autres, on donnerait au vo-
ume habituel de ces tumeurs des proportions hors de
nature. Depuis celui d'un grain de chénevis, jusqu'à la
grosseur de celle qu'a décrite le professeur de Paris,
les degrés sont infinis ; mais on peut admettre comme
terme moyen, dans les cas simples, en dehors de toute
complication, celui du poing d'un adulte ou d'une
grosse orange. Il ne s'agit ici que de la matière cancéreuse encore à l'état de tumeur ; à l'état d'ulcération, rien de plus commun que des végétations in-
finiment plus développées. Mais qu'une complication
survienne, telle qu'une irritation prolongée, une hémor-
ragie intérieure, et l'on voit, quelquefois même soudai-
nement, les proportions augmenter d'une manière ef-
frayante. Je citerai plus tard une observation très-curieuse sous ce dernier rapport. Si l'on évacue le liquide
extravasé, ou s'il s'ouvre une issue, il se passe, comme
dit Rouzet (5), un phénomène bien remarquable ; la
tumeur, au lieu de s'affaisser toujours en raison de la

---

(1) Abernethy. *Essai sur la classification des tumeurs*, traduit par Peschier *in* mémoires de chirurgie étrangère, t. II,
p. 467.

(2) *Revue médicale*, 1825. t. III, p. 268.

(3) Lobstein. *Anat. path.*, t. I, p. 438-442.

(4) *Dict. de méd.*, 2ᵉ édition, t. VI, p. 279-280.

(5) Rouzet. *Recherches et observations sur le cancer*, Montpellier 1818, p. 4. Dans ce passage, l'auteur parle plus spécialement de l'ichor cancéreux, mais cette réflexion est encore
plus applicable aux épanchements de sang, comme on en
aura prochainement la preuve.

quantité de liquide écoulé, garde le plus souvent, au contraire, son volume et prend même par la suite, une extension beaucoup plus considérable. L'irritation chronique amène un dépôt de matière plastique tout autour de la lésion organique dont il exagère les dimensions, en simulant ses dispositions. Ce fait ne doit pas être perdu de vue quand il s'agit d'établir le traitement d'une tumeur cancéreuse et de juger l'action de certains moyens thérapeutiques. On sait aujourd'hui qu'une grande partie des succès proclamés par M. Récamier, comme des cas de guérison ou d'amélioration par la compression, se rapportent à des cancers placés dans ces conditions.

Il serait superflu d'insister sur les autres causes de variations de volume des produits hétérologues qui nous occupent ; c'est du reste un signe trop peu fixe pour avoir une valeur diagnostique élevée. Je me contente de signaler les différences qui résultent, à cet égard, de la nature des éléments qui prédominent dans leur composition ; on sait que le tissu , généralement connu sous le nom d'encéphaloïde, se présente en masses presque toujours plus volumineuses que le squirrhe ; c'est à ce dernier qu'on doit rapporter le *cancer atrophique* de MM. Cruveilher et Récamier, qui détermine une sorte d'émaciation locale dans l'organe qui en est le siége.

V. *Poids.* — Il ne saurait être question ici d'apprécier le poids des tumeurs cancéreuses enlevées sur une partie du corps par une opération, ou extraites d'un organe après la mort. Nous devons com-

prendre cette propriété dans la sensation qu'elle fait
éprouver au malade ou dans celle qu'elle communique au chirurgien qui, plaçant sa main sous une lésion
organique convenablement disposée, cherche à la soulever. A ce point de vue, on prévoit déjà que les cas
doivent être limités où ce signe peut devenir de quelque utilité. Excepté dans certaines parties proéminentes
ou situées d'une manière déclive, il est presque constamment impossible d'acquérir là-dessus une notion
bien précise ; toutefois le praticien peut reconnaître le
poids d'un testicule, d'une mamelle, de l'utérus envahis par un cancer ; la peau de certaines parties, très-
extensible, se laisse entraîner par une tumeur volumineuse, comme à la face, au cou, et permet d'arriver au même résultat ; d'autre part, rien de plus
commun que de voir caractériser par les malades la sensation que leur fait éprouver un engorgement cancéreux de la matrice par un sentiment de pesanteur au
périnée. D'après ce qui précède, le poids, en tant que
signe, n'est pas sans importance. Quand il est possible d'arriver à l'apprécier, il est considérable, comparé surtout à celui de tumeurs liquides de même volume ou d'un volume bien plus grand. Le poids d'une
masse cancéreuse détermine aussi un changement de
direction dans certains organes ; la mamelle devient
pendante, l'utérus tend à descendre dans le vagin, le
testicule tombe verticalement entre les cuisses. Ce signe est absolument vrai pour tous les cas, dans cette
dernière partie ; il est fort sujet à manquer dans les
deux autres.

VI. *Consistance.* — L'extrême dureté de certains cancers est un caractère bien connu ; on l'a même pendant fort longtemps regardé comme pathognomonique et l'on rapportait presque toujours à cette affection morbide toute tumeur qui offrait un haut degré de consistance, qu'elle fût voisine ou éloignée d'une surface osseuse. On verra, quand viendra l'histoire comparative de celles dans lesquelles on peut aussi le rencontrer, quelle confiance il doit inspirer au chirurgien. Actuellement nous admettrons que cette dureté existe fort souvent ; alors la tumeur peut offrir la résistance du cartilage ; elle est quelquefois même pierreuse. Mais, et ceci n'est pas aussi rare que le croyait Laënnec, on peut aussi rencontrer dès le début une mollesse excessive. Ces dispositions contraires paraissent tenir à la proportion relative des substances dont elles sont formées, et en grande partie, à la composition anatomique des organes ; la première, plus fréquente dans ceux qui, comme la mamelle, sont riches en tissu fibreux ; la seconde, dans ceux où prédomine le système vasculaire et un parenchyme mollasse et comme pulpeux, tels que le foie, la glande séminale. Enfin, des modifications intérieures de structure spontanées ou provoquées, des altérations pathologiques variées, mais jamais à terme fixe et invariable, rendent compte de la diminution éventuelle de la consistance, sans qu'on puisse, ainsi que l'avait admis le savant médecin cité plus haut, la considérer comme le signe caractéristique d'une phase du développement du cancer. Quoi qu'il en soit, l'im-

pression qui résulte de l'application de la main sur ces
tumeurs est surtout significative par la série des inégalités qui y introduisent un caractère tout particulier ; les degrés les plus éloignés peuvent s'y rencontrer à la fois : une résistance élastique extrême et une
diffluence presque semblable à celle des liquides. A combien de méprises a donné lieu ce dernier phénomène,
c'est ce qu'on n'imaginerait jamais si la pratique n'offrait
tous les jours à l'observation des cas analogues. La
production accidentelle donne alors , à la main qui
l'explore, la sensation d'une fluctuation parfois même
aussi franche que celle qu'on percevrait dans une
collection purulente, séreuse ou sanguine. Il ne suffit
pas d'être prévenu de la possibilité d'une pareille confusion pour l'éviter ; la ressemblance est telle, que la
plus minutieuse attention n'est pas toujours à l'abri
d'une méprise. Pour s'y soustraire, A. Bérard conseille
de procéder de la manière suivante : Après avoir posé
les doigts d'une main et apprécié la résistance de la
tumeur comprimée, il faut presser et de plus en plus
fortement, avec les doigts de l'autre main, car, dit-
il , pour peu que la distance qui sépare les deux
mains, soit d'un pouce et demi à deux pouces, avec
quelque énergie que l'on comprime, il n'y aura aucune
sensation de fluctuation nouvelle, et la force qui tend
à soulever les doigts ne sera point accrue (1).

_____

(1) A. Bérard. *Thèse de concours pour la chaire de médecine opératoire.* — Du diagnostic chirurgical , etc. 1836. —
p. 68.

Enfin, la présence d'un liquide autour de la tumeur ou dans une de ses parties superficielles, peut
devenir une source d'erreurs dont les conséquences
ont le double inconvénient de compromettre la santé ou
la vie des malades et la réputation de l'homme de l'art.

Un malade se présente à l'Hôtel-Dieu Saint-Eloi
avec une tumeur du testicule du volume du poing,
pyriforme, indolente, mais molle, fluctuante et transparente à sa partie superficielle. M. le professeur Serre
diagnostique une hydrocèle, et se prépare à pratiquer
une ponction pour évacuer l'épanchement et faire une
injection iodée. Un trois-quarts est plongé dans la tumeur, et pas une goutte de liquide ne s'écoule d'abord ;
la canule est retirée par degrés, et elle va abandonner
l'épaisseur des tissus quand jaillit un liquide séreux dont
la quantité s'élève à deux onces. Cependant la tumeur
n'éprouve pas de diminution sensible, et on reconnaît
un engorgement cancéreux du testicule. L'opération
n'eut pas de suites fâcheuses. Mais il n'en fut pas de
même chez un individu porteur d'une tumeur énorme à
la cuisse droite que l'on prit pour une collection de
sang, suite de la rupture ancienne d'une veine profonde,
et que l'on crut entourée d'une poche isolante. La ponction amena une série d'accidents qui conduisirent le
sujet à la mort. Cette observation sera rapportée, dans
la suite, avec tous ses détails. L'on voit donc quelles
difficultés sérieuses s'attachent à la constatation de la
consistance des productions cancéreuses, et combien il
importe d'en préciser la nature et de connaître les
moyens de les éluder.

VII. *Coloration, aspect.* — La couleur et l'aspect de ces tumeurs peuvent inspirer quelques présomptions sur leur composition intime. Ainsi, la peau, d'abord intacte, se laisse distendre, s'amincit et devient comme transparente, légèrement rosée; ou bien, elle s'endurcit, contracte des adhérences et se couvre d'une teinte brune, plombée, bleuâtre ou violacée; elle est rugueuse, comme chagrinée ou sillonnée de rides profondes. La saillie des veines hypertrophiées et les figures bizarres qu'elles décrivent, contribuent à donner à l'ensemble de la tumeur une apparence qui justifie assez bien l'analogie que l'étymologie du mot *cancer* semble établir avec les pattes d'un crabe (1).

Mobilité. — Il faut distinguer celle qui appartient à l'organe qu'envahit le cancer de celle qui lui est propre. Dans le premier cas, la mobilité peut être extrême et persister fort long temps par suite de la disposition physique de quelques-unes de nos parties. Mais qu'une masse de substance hétérologue soit déposée dans l'épaisseur des tissus profonds, elle est d'abord facile à déplacer: on peut l'éloigner d'une glande, d'un plan fibreux ou osseux, d'un vaisseau qu'elle avoisine; elle chemine d'abord plus ou moins sous la main qui la refoule; mais avec le temps, elle s'attache à ces mêmes parties; elle les pénètre ou les englobe, et alors on constate une immobilité absolue ou bien on communique par la pression un mouvement d'ensemble qui entraîne à la fois

***

(1) *Voy,* Bayle et Cayol. *Loc. cit.,* p. 277.

ce qu'il était d'abord facile de séparer et de distinguer. Dans les cas d'infiltration, il en est ainsi dès le
début ; et, quand un pareil phénomène tarde à se
produire pour les tumeurs isolées, c'est qu'une poche
accidentelle établit une barrière entre les éléments
morbides et les organes qui les entourent.

VIII. *Bruits anormaux*. — On a senti bien rarement, il est vrai, des pulsations, des battements artériels diffus dans certaines tumeurs qu'à cause de ce
symptôme on a prises pour des anévrysmes, mais dont
l'autopsie a plus tard démontré la nature cancéreuse ;
c'est dans les extrémités articulaires des os infiltrés de
cette matière que ce phénomène a été observé ; mais
le mouvement d'extension n'est ni aussi sensible ni
aussi uniforme que dans l'anévrysme artériel et quant
à la tumeur érectile des os, c'est une affection rare
dans ces organes, comparativement à l'encéphaloïde (1).
L'auscultation a fait entendre également un bruit de
souffle ; mais il n'en existe que trois exemples, si
gnalés par M. Lenoir (2) et par M. Robert (3). A.
Bérard en rapporte un troisième dans le *Compendium
de chirurgie*. (4)

IX. *Température*. — Le seul auteur qui ait signalé

_____

(1) Lébert. *Loc., cit.*, p. 719.

(2) Lenoir. *Archives générales de médecine*, IIe série, t. XII,
page 348.

(3) Robert. *Thèse de concours pour la chaire de médecine
opé.*, p. 18.

(4) Bérard et Denovillier. *Comp. de chir.* T. I, p. 676.

l'état de la température dans les tumeurs cancéreuses
est J. Vogel. « Les nodosités qu'il produit dans les
parties voisines de la surface tégumentaire paraissent
souvent, à la main qu'on applique dessus, d'une température moins élevée que les parties environnantes (1). »

B. *Ulcère cancéreux.* — Le cancer sous forme de
tumeur a jusqu'ici fixé notre attention, parce que c'est là
son premier mode de manifestation ; tant que la peau
reste intacte et que l'intérieur de la production accidentelle reste fermé aux regards , on a ce que les
anciens appelaient squirrhe bénin , lorsque la dureté
est extrême et les progrès lents ; squirrhe ou cancer occulte , quand la tumeur se ramollit et lorsqu'elle devient envahissante. Une solution de continuité vient-elle à s'y effectuer , on a le cancer ouvert. Ce n'est pas encore le moment de discuter la
valeur de ces termes et de la théorie qu'ils représen-
tent , théorie acceptée du reste en partie et rajeunie
par Laënnec ; ce qui importe , c'est de rechercher de
quelle manière l'ulcère cancéreux peut servir à établir le diagnostic. Or , à ce point de vue , on a à
examiner comment s'accomplit le travail d'ulcération,
la forme de l'ulcère et les produits qui s'en écoulent et
les circonstances dont s'accompagnent ses progrès.

1º L'ulcération est souvent provoquée et déterminée
par l'application intempestive de moyens thérapeuti-

---

(1) J. Vogel. *Anat. pathol., générale, dans Encyclop., anat,*
Trad. de Jourdan. T. IX , p. 299.

ques, par certaines opérations pratiquées à la suite d'une erreur de diagnostic ou dans le but de l'éclairer. Mais quand la tumeur est livrée à elle-même, voici ce qui se passe le plus habituellement : la peau, de plus en plus distendue, amincie, cédant à l'effort qui la repousse, se perfore, non point par une rupture ou une éraillure, mais en devenant, sur le point le plus proéminent, le siége d'une inflammation destructive ; elle rougit et s'ulcère, ou bien la gangrène succède rapidement à l'irritation, et une escarre se forme ; d'autres fois, la peau s'est épaissie, raccornie, ratatinée, et dans un ou plusieurs points de petites fissures se forment par où suinte un liquide particulier. De quelque manière qu'elle s'établisse, l'ulcération met à nu la substance de nouvelle formation ; celle-ci devient alors le siége d'un travail particulier, sur la nature duquel les auteurs ne sont pas d'accord ; elle s'excave, se détruit de proche en proche d'une manière irrégulière, tandis qu'en d'autres points une tendance réparatrice semble se manifester, mais avec des caractères qui signalent un vice de nutrition (1).

2º L'ulcère cancéreux affecte deux formes, tantôt il présente avec des bords irréguliers, durs, renversés,

_____

(1) *Voyez* Samuel Cooper. *Pathologie chirurgicale*, trad. du doct. Delamarre, éd. de l'*Ency. des sciences médicales*, p. 353. D'après cet auteur, les fongosités qui s'élèvent du fond d'un ulcère cancéreux, sont le résultat de tentatives partielles, mais infructueuses de réparation ; ce sont des bourgeons charnus doués de peu de vitalité, qui se changent ensuite en productions fongueuses d'une dureté extraordinaire.

d'un rouge pâle et livide, un fond sanieux, creusé
d'anfractuosités sinueuses ; ou bien, avec un fond pareil,
les bords sont repliés en dedans et disposés en deux
lignes parallèles ; tantôt, au contraire, le fond est soulevé ; des excroissances énormes s'y étalent ou se re-
dressent en champignons saillants. Ces deux dispositions peuvent se rencontrer ensemble ; mais il faut être
prévenu qu'elles subissent une foule de modifications
qui leur ôtent bien de leur importance.

Le liquide qui s'écoule de la surface de ces ulcères
est plus ou moins abondant, suivant les variétés du tissu
nouveau et les complications. Il est brun, sanguinolent, noirâtre, d'une consistance qui varie depuis celle
de la sérosité jusqu'à celle de la bouillie et même
de la gelée. Son odeur est repoussante, *lixivielle* (1).
L'analyse chimique y a démontré, à M. Morin, une réaction alcaline, de la graisse, de l'albumine, de l'ammoniaque et du sulfhydrate d'ammoniaque ; la substance pul-
tacée qui s'y trouve mêlée, et qu'on peut retirer de la surface de l'ulcère, exerce aussi des réactions alcalines ; elle
lui a offert de l'osmazome, de l'albumine, de la gélatine,
de l'ammoniaque libre, de l'hydrochlorate d'ammoniaque, du chlorure de sodium et du phosphate cal-
caire (2).

L'ichor jouit de propriétés irritantes, corrosives

(1) Scarpa. *Mémoire sur le squirrhe et le cancer.* Traduit
par Peschier, d. ch., in *Mémoires de chirurgie étrangère.*
T. II, p. 205.

(2) *Voyez* Lhéritier. *Traité de chimie pathologique.* Paris,
1842, p. 688.

même, d'après certains auteurs, et concourant à l'extension de l'ulcère par son contact prolongé avec les
parties voisines. Indépendamment de cette sanie fétide, on voit souvent sourdre à la surface de l'ulcère
un sang rutilant dont l'écoulement aggrave l'état du
malade. Ces hémorragies se font par simple exhalation (1), spontanément ou bien à la suite de l'application ou de l'ablation des pièces de pansements, d'ex-
plorations indiscrètes, etc. Ce n'est pas toujours un simple
suintement ; le sang coule parfois en nappe et abondamment. Je fais abstraction des flux sanguins dépen-
dant de l'altération des veines et des artères voisines ou
de l'organe même.

3º On ne saurait méconnaître que le travail ulcératif,
la forme de la solution de continuité, la nature des liquides donneraient au cancer une allure propre s'ils étaient
constants et s'ils provenaient d'une cause intime, indépendante de toute action extérieure.

Or, d'après les idées généralement reçues, l'ulcération, terme définitif de l'élaboration morbide qui a
déterminé la production accidentelle serait inévitable,
à moins qu'une maladie intercurrente n'interrompe le
cours de la vie ou qu'elle ne soit enlevée avant que
ne s'établisse la solution de continuité. M. Lébert conteste la vérité de cette doctrine (2). Le cancer de tous
les organes compris, elle manque, d'après lui, dans
le tiers des cas ; mais il se contente de rapporter les

---

(1) Bayle et Cayol. *Loc. cit.*, p. 302.
(2) Lébert. *Loc. cit.*, p. 67-69.

résultats statistiques auxquels il a pu arriver, sans en
exposer les éléments divers. Je crois, pour ma part,
que M. Lébert a poussé trop loin les conséquences de
quelques faits depuis long temps connus ; on avait, en
effet, observé que certains cancers, au lieu de tendre
à la destruction, semblaient revenir sur eux-mêmes,
s'atrophier et persistaient pendant de longues années,
sans danger pour l'économie; d'autre part la mort a pu
survenir, sans autre cause appréciable que l'influence pernicieuse de l'affection qui préside à leur formation, quoique l'ulcération n'eût pas encore atteint les tumeurs de
mauvaise nature. Que ces faits soient plus communs
qu'on ne l'avait supposé jusqu'à ce jour, c'est ce qu'on
ne saurait mettre en doute, et les derniers ont une
importance réelle relativement à la théorie de l'infection, proposée pour expliquer la cachexie et les
récidives. Mais il me semble qu'on ne peut pas les
généraliser autant que l'a fait l'auteur consciencieux
dont je discute l'opinion.

La tendance ulcérative est donc incontestable dans
le cancer ; en est-elle un caractère exclusif? C'est ce
qu'on pourra apprécier plus tard. Pour le moment une
nouvelle question se présente ; par quel procédé se
fait cette destruction graduelle du tissu de formation
nouvelle ? D'après un examen peu approfondi de ce
qui se passe ordinairement, on a cru pouvoir l'expliquer par une diminution progressive de la consistance,
une sorte de désagrégation moléculaire, favorisée par
l'inflammation. Mais le ramollissement n'existe pas
dans tous les cas comme le prélude de l'ulcération.

Rouzet cite une observation très-curieuse dans laquelle on a vu le cancer suivre une marche tout opposée : la tumeur, d'abord molle, s'endurcit de plus en plus et s'ulcéra alors qu'elle présentait le plus haut degré de consistance (1). Remarquons, en outre, que la base et les bords de l'ulcère sont souvent très-consistants, calleux, et cependant ils disparaissent peu à peu, et la solution de continuité va s'agrandissant, malgré l'épaisseur et la cohésion quelquefois croissante des parties. Rien ne justifie non plus la théorie d'après laquelle le système absorbant exercerait une action directe sur la disparition du tissu cancéreux, puisqu'on n'a pas encore pu y en découvrir des traces. L'ichor, cette sanie putride qui baigne la surface de l'ulcération, a dû à ses propriétés corrosives d'en être considéré comme la cause. « Mais, dit Boyer, l'expérience ne démontre pas ces propriétés et l'ulcère du cancer fait des progrès par une véritable destruction des parties, toujours précédées d'un engorgement de même nature que celui de la tumeur primitive (2). » C'est l'explication qu'adopte M. Lébert en la développant : l'ulcération commence par la destruction de la peau ; puis, la surface du cancer la plus rapprochée de la perte de substance est superficiellement entraînée ; la nutrition vasculaire s'altère, ne pouvant plus avoir la même régularité dans les parties les plus superficielles que dans celles qui sont moins éloi-

(1) Rouzet. — *Loc. cit.*, p. 5. obs. 2.
(2) Boyer. — *Traité des maladies chirurgicales.* — 5e édit. T. II, p. 710.

gnées du point de départ de la tumeur ; c'est par une espèce de nécrose moléculaire qu'une partie de la tumeur s'en va en détritus (1). L'inflammation ne joue pas de rôle essentiel dans ce phénomène. J'ai vu souvent de vastes excavations autour desquelles on pouvait à peine apercevoir une rougeur érythémateuse très-légère, suite du contact de la sanie, et dans lesquelles le fond devenait de plus en plus anfractueux et tendait à gagner en profondeur. Il est vrai que souvent elle s'y ajoute, et alors le trouble circulatoire qui la caractérise s'y manifeste par l'afflux des liquides et une exsudation purulente très-abondante. Il est commun aussi de voir une gangrène plus ou moins étendue s'emparer de quelques points de la tumeur ; des fongosités étalées sur la surface ou s'élançant à travers l'ouverture de l'ulcère se détachent, frappées de mort, et laissent un vide que ne tardent pas à remplir de nouvelles végétations ; singulier phénomène que celui où la mort et la vie se manifestent simultanément, même au sein des productions les moins rapprochées du type normal de l'organisation !

Nous aurons à rechercher par la suite jusqu'à quel point cette gangrène exerce une influence sur le sort définitif de la tumeur. Il importait de constater actuellement le caractère du travail d'ulcération et ses tendances envahissantes ; or, nous le voyons se déclarer et s'établir spontanément et marcher en vertu d'une modification intime de la vitalité du produit nouveau, c'est un signe de la plus haute valeur.

(1) Lébert. *Loc. cit.,* p. 70

C. *Sensibilité*. — Pendant fort long temps les pathologistes ont accordé une confiance extrême à la douleur comme élément du diagnostic du cancer ; mais il est aujourd'hui prouvé qu'elle manque fort souvent , et que la variabilité de ses caractères en diminue beaucoup la valeur. Toutefois, Walshe, auteur anglais, qui s'est occupé d'une manière spéciale de la nature et du traitement de cette maladie, me parait avoir fait une appréciation erronée quand il porte l'absence de la douleur au cinquième des cas (1). M. Lébert l'évalue au septième (2). Mes calculs concordent avec ce résultat ; car, sur environ 60 observations de cancers dont j'ai pu réunir tous les éléments , elle n'a réellement manqué que 6 fois ; elle a existé à des degrés divers 43 fois ; dans le reste, je n'ai pu recueillir des renseignements précis. Mais ce qui est moins général , ce sont les degrés et le caractère des douleurs ; tantôt très-légères , à peine sensibles, revenant à des intervalles très-longs ; tantôt très-rapprochées et vraiment intolérables ; le plus souvent lancinantes , brûlantes ; quelquefois tensives, térébrantes , gravatives , etc., etc. Une malade, atteinte d'un cancer au sein, me traduisait sa souffrance en répétant qu'elle se sentait poignardée. En somme, le caractère le plus constant de ce symptôme , c'est la rapidité et l'intermittence ; la tumeur est traversée subitement par une sensation très-pénible, par un *éclair de douleur*, disait Dupuytren après Arétée. C'est pendant

---

(1) Walshe. *On nature and treatament of cancer.* London, 1846.

(2) Lébrt. *Loc. cit.,* p. 111.

la nuit surtout qu'elle revient, et elle entraîne ainsi des insomnies d'autant plus pénibles. La pression ne la calme ni ne la provoque ; cependant on a noté, et j'ai pu m'assurer de la vérité de cette remarque, que, peu de temps après qu'elle a cessé, la douleur semble se réveiller avec plus d'acuité. L'époque de son apparition dans la durée totale du cancer est peu précise ; d'une manière générale, elle survient avant l'ulcération, mais rarement au début même ; elle va, du reste, en progressant et presque toujours après le passage du cancer occulte au cancer ouvert, la souffrance acquiert une intensité si terrible, qu'elle a pu conduire au suicide(1).

Il faudrait poursuivre la production nouvelle dans tous les organes pour compléter cette esquisse ; mais ce qui précède confirme assez ce que j'avais avancé pour rendre inutiles de nouveaux détails. Je termine en disant que la mamelle et les os sont les parties où elle m'a semblé se révéler avec le plus de vivacité, et qu'on ne doit pas la confondre avec d'autres douleurs continues, irradiantes, qui prennent souvent naissance au siége de la lésion organique pour suivre le trajet des nerfs ; dans ce cas, elles sont la conséquence de la compression de ces organes.

§ II. Phénomènes physiques et vitaux survenus dans l'organe, siège du cancer, dans les organes voisins et dans les organes éloignés.

On ne peut pas considérer le cancer abstractivement

(1) Alibert. *Précis sur les maladies de la peau*, p. 262.

en dehors des organes qu'il peut affecter, et sans rechercher par quel ensemble de phénomènes l'économie
et les forces qui l'animent ressentent l'impression de la
cause qui l'a engendré.

A. I. Les organes deviennent le siége de troubles
matériels et fonctionnels extrêmement diversifiés. Ce
sont les premiers qu'on observe d'abord, et je les ai
indiqués en partie dans les pages qui précèdent. On
comprend qu'une tumeur, qu'un ulcère en doivent
singulièrement altérer la forme et les rapports. Mais
ce n'est pas tout ; si d'abord il reste distinct, l'organe,
au bout d'un temps plus ou moins long, finit par disparaître ; non point parce qu'il est simplement refoulé
et déplacé, mais parce qu'il est complétement envahi ;
la substance nouvelle le pénètre peu à peu, et finit
par y substituer une masse plus ou moins irrégulière,
suivant les circonstances. Cette tendance est un fait
bien remarquable et démontré par l'anatomie pathologique ; nous aurons occasion d'y revenir. Elle appartient au cancer, sous quelque nom qu'il soit désigné ;
aussi ne peut-on accepter l'exception qu'Abernethy veut
établir pour le sarcome pulpeux (Encéphaloïde) qui,
d'après lui, repousse, distend les tissus normaux,
mais ne les absorbe pas comme le carcinome(1).

Dans ses progrès ultérieurs, le produit nouveau
franchit les limites de l'organe qu'il a primitivement
envahi, et se propage aux parties voisines de proche en
proche ; d'autres fois, de nouvelles tumeurs se for-

(1) Abernethy. *Loc. cit.* T. II, p. 471.

ment autour de la première et augmentent ainsi la zone d'infection locale. Quoi qu'il en soit, il n'est pas, à vrai dire, d'obstacle à son extension, et c'est ainsi que s'établissent des adhérences entre des organes simplement contigus, ou plus éloignés. On sait que des excroissances cancéreuses se portent d'un os à l'autre, quand une extrémité articulaire vient à être envahie, en contournant les surfaces revêtues de cartilages. J'ai vu un cancer dont le point de départ était dans le canal dentaire inférieur, se faire une issue par le trou mentonnier et venir, en se glissant entre le muscle masséter et la face externe dela branche ascendante de l'os maxillaire inférieur, contracter une adhérence avec l'apophyse zygomatique. Il n'est pas rare que des rapports analogues se forment entre le testicule et les racines du corps caverneux. D'autres fois, des communications anormales succèdent au travail d'ulcération, et l'on voit des conduits membraneux ou des cavités recevoir et déverser à l'extérieur les produits qui leur sont étrangers.

C'est encore là une des causes les plus fréquentes d'hémorragies; mais celles-ci n'ont pas lieu seulement à la surface par une simple exhalation ou une déchirure des fongosités, elles sont le résultat de l'érosion des parois des vaisseaux et, suivant leur calibre, elles prennent un caractère de gravité en rapport avec leur fréquence ou leur abondance.

II. Des troubles fonctionnels suivent la localisation du cancer, ils sont les premiers et pendant longtemps les seuls appréciables dans les localisations internes.

Mais quand l'affection prend son siége dans un organe accessible aux sens, ils sont un élément secondaire de diagnostic; parfois même ils sont peu marqués ou restent si long temps à s'établir qu'à ce point de vue, ils perdent à peu près tout intérèt. Ils n'ont, du reste, rien de spécial, et l'on peut d'avance s'en faire une idée d'après la nature des fonctions confiées à l'organe atteint par le produit nouveau. Cependant il n'est pas inutile de consigner ici une modification qui paraît se manifester assez généralement alors au sein des parties affectées : elles deviennent le siége de mouvements fluxionnaires fréquents, mouvements qui se font avant même tout travail ulcéreux dans leur tissu propre et non point dans celui qui s'y est accidentellement organisé, il en résulte souvent des hémorragies d'une autre nature que les deux espèces déjà indiquées. Charles Bell avait signalé le suintement sanguinolent qui se fait par le mamelon quand un cancer envahit la glande mammaire (1). Des observations récentes ont généralisé ce fait qui semblait d'abord isolé et y ont attaché une importance réelle, dans certains cas de cancers profonds. L'hématurie rénale, suite d'une lésion de ce genre, se produit parfois comme celle du sein ; dans les poumons, l'hémoptysie peut aussi précéder l'ulcération de la tumeur et elle apparaît souvent à une période peu avancée de la maladie (2).

_____

(1) Ch. Bell. *Observations sur les diverses maladies confondues sous le nom de carcinome de la mamelle*, extrait par P. Vavasseur, Archiv. gén. de méd. 4. 1824, p. 116.

(2) Voy. Walshe, *loc. cit.* Cet auteur fait ressortir tout

B. *Engorgement des ganglions lymphatiques.* —
L'engorgement des ganglions lymphatiques voisins de
la tumeur, est un fait trop constant pour avoir échappé
à l'attention des observateurs. Dès ce moment la maladie semble sortir de sa sphère d'action locale et agran-
dit le champ de ses ravages. Mais ici commencent les
difficultés ; le fait lui-même n'a jamais soulevé le moindre doute ; il s'agit d'en connaître l'origine et la véritable signification. Le transport de la matière cancéreuse introduite par l'absorption dans les vaisseaux
lymphatiques et déposée dans les ganglions, est l'explication, au premier abord, la plus naturelle, et c'est
celle, en effet, qui semble avoir emporté le plus de
suffrages ; elle a particulièrement été adoptée par les
partisans de la nature primitivement locale du cancer ;
elle est pour eux le signal de sa généralisation. Sans
entreprendre ici une réfutation complète, voici les ob-
jections qu'on peut faire à cette manière de voir :
1º dans un grand nombre de cas, les ganglions s'en-
gorgent à la suite d'une irritation vive dont la tumeur ou l'ulcère sont devenus fortuitement le siége ;
2º après l'ablation des tumeurs cancéreuses, des ganglions précédemment engorgés, ont pu se résoudre (1);

l'intérêt qui s'attache à ce phénomène ; on sait que l'hémoptysie est un symptôme rare en dehors des affections tuberculeuses. Chez une personne âgée, elle pourra faire naître la présomption d'un cancer pulmonaire aussi bien que celle de tubercules.

(1) Sœmmering. *Sæpius in squirrhosæ seu carcinomatosæ
mammæ extirpatione glandulas axillares tomidas cultro in-*

3° pour admettre ce transport de la matière, il faudrait toujours rencontrer les vaisseaux lymphatiques inter-médiaires engorgés et saillants; or, c'est là une excep-tion que démontrent quelques observations, et entre autres celle d'Astley Cooper (1), mais non pas le cas ordinaire ; 4° les ganglions devraient constamment se trouver les premiers organes engorgés, et j'ai dernière-ment recueilli l'observation d'une femme opérée d'un cancer au sein très-volumineux, existant depuis long temps sans aucune espèce d'induration des glandes lym-phatiques de l'aisselle, et qui, morte d'infection puru-lente, nous offrit une infiltration commençante de tissu cancéreux dans l'extrémité gauche du foie ; 5° les gan-glions sont souvent le siége d'une localisation consécu-tive de l'affection carcinomateuse, alors qu'avant l'abla-tion du premier dépôt, ils étaient entièrement sains; des cas de ce genre sont assez communs.

Je serai bien plus porté à regarder la tuméfaction de ces ganglions, soit comme l'effet d'une irritation sympathique ou communiquée de proche en proche par les vaisseaux absorbants des organes, soit comme l'effet de la cause qui s'est déjà manifestée par une pre-mière localisation. Il ne faudrait pas toutefois dire absolument que la propagation par absorption n'existe jamais; mais j'ai voulu établir qu'elle est insuffisante pour expliquer la généralité des faits. Cet état n'est

---

tactas fausto cum eventu reliqui, etc., etc. *De morbis vasorum lymphaticorum*, p. 114.

(1) Astley Cooper. *Mémoire sur l'obstruction du canal tho-racique.*

donc pas toujours de même nature , et cette distinction
est essentielle pour la pratique. L'engorgement par irritation succède, quelquefois rapidement, à un mouvement
fluxionnaire et surtout à une inflammation provoquée
dans la tumeur par des causes extérieures ; il s'accompagne de douleurs, de rougeur à la peau, et souvent
on peut suivre la trace de la propagation du travail
morbide ; les ganglions restent isolés ; ils forment rarement une masse compacte. Quand ils sont envahis par
la substance hétérologue , la tuméfaction se fait par degrés, lentement ; elle reste long temps ignorée du malade , et les recherches du chirurgien sont nécessaires
pour la lui faire connaître ; la peau conserve sa coloration ; aucune douleur ne se fait d'abord sentir ; enfin,
si au début on trouve des noyaux d'induration distincts,
peu à peu ils se réunissent et constituent une masse
bosselée. Dans cette distinction, je ne prétends pas
établir des caractères absolus ; on peut les trouver confondus ; mais il est bon d'accuser un peu les nuances
pour faire ressortir les différences. Il suit de là que la
seconde espèce d'engorgement est la seule qui puisse
éclairer le praticien sur la nature de la lésion organique
qu'elle avoisine. Il faut noter qu'il se produit parfois
presque au début, mais le plus souvent à une période
avancée de la maladie et qu'il manque rarement.

Je mentionne, pour être complet, les infiltrations
des membres, les paralysies par suite de la compression sur les vaisseaux et les nerfs et du trouble qui en
résulte pour la circulation veineuse et lymphatique et
la transmission des impressions et des volitions.

C. Un phénomène de même nature que cette dernière espèce d'engorgement ganglionnaire mérite encore de nous arrêter un moment. J'ai déjà parlé des tumeurs qui se montrent à la fois ou à peu d'intervalle dans plusieurs points de l'économie ; c'est là l'exception ; la simultanéité est un fait peu commun ; mais, ce qui est fréquent et presque constant, c'est la formation secondaire de nouvelles masses cancéreuses dans des organes plus ou moins éloignés de celui qui s'est trouvé le premier atteint. Ces manifestations nouvelles de l'affection morbide semblent avoir une préférence marquée pour les viscères internes et pour les plus utiles à l'existence de l'individu ; c'est ainsi que le poumon et le foie surtout ont, à cet égard, un bien triste privilége. Le tissu osseux se trouve presque sur le même rang, et c'est à une infiltration de matière cancéreuse dans ses lamelles, que, dans ces derniers temps, on attribuait la fragilité des os, qu'on observe parfois, à une période avancée de la maladie. Mais il paraît bien que l'observation des Anciens, regardée comme fautive, avait cependant quelque fondement. M. Lébert indique la fragilité des os comme un symptôme de l'infection cancéreuse, et, d'après lui, elle est tout à fait indépendante des localisations consécutives (1). Ce fait est vrai mais commun à d'autres maladies. Delpech et Bayle se sont convaincus, par de fréquentes autopsies, que la fragilité des os n'est pas moins fréquente chez les goutteux, les rhumatiques, les dartreux, que chez les

(1) Lébert. *Loc. cit.*, p. 86.

cancéreux, et ce qui a le plus frappé leur attention, c'est une disposition analogue chez des individus morts en très-peu de temps d'une maladie aiguë, sans avoir jamais présenté les moindres traces d'une affection constitutionnelle, et doués, au contraire, généralement d'une vigoureuse santé (1). Je rapporte plus bas une observation où cette altération a été évidente; c'est la seule que j'aie pu recueillir. Il faut être bien prévenu que ces dépôts secondaires s'établissent presque toujours d'une manière latente, et qu'ils se dérobent souvent aux plus minutieuses recherches. M. le professeur Bouisson, dans ses leçons cliniques, appelle l'attention des élèves sur ce sujet délicat et si intéressant pour le succès des opérations. Il signale, entre autres faits, celui d'une femme qu'il avait opérée d'un cancer au sein, après avoir mis en pratique tous les moyens d'exploration qui peuvent faire connaître l'état des viscères internes et s'être plus particulièrement préoccupé de celui du foie; il croyait avoir acquis une certitude absolue et pouvoir affirmer que le cancer était unique, quand l'autopsie lui démontra, quelques jours après, l'existence d'une tumeur considérable dans l'épaisseur du gros lobe de cet organe. Mais ce n'est pas toujours par un dépôt matériel que l'affection témoigne de son action sur les organes plus ou moins éloignés; on connaît les troubles dans la menstruation qu'entraîne souvent le carcinome de la mamelle; phénomène si singulièrement interprété par

---

(1) Delpech, cité par Rouzet. *Loc. cit.*, p. 108.

une transplantation des règles dans le sein(1). La perte absolue de l'odorat, l'affaiblissement de la vue dans le même cas, indiqués par Hippocrate (2), sont considérés comme des épiphénomèmes très-rares, et même d'une réalité douteuse, par Bayle et Cayol (3). D'autres fois, c'est une sécrétion vicieuse de la muqueuse génitale, qui suinte par le vagin sans altération matérielle de l'organe. Rouzet cite deux faits qui prouvent l'existence de troubles, purement nerveux, des voies respiratoires, survenus pendant le développement d'une tumeur du sein, et d'une autre située derrière le duodenum, et qu'on avait regardées comme l'expression d'une localisation secondaire (4). « J'ai ouvert, dit Abernethy, le corps d'individus qui, atteints d'un mal cancéreux, avaient éprouvé avant de mourir beaucoup de difficultés de respirer, et chez lesquels je n'ai découvert aucune affection organique de la poitrine (5).»

Ces faits ne sont pas seulement curieux ; ils peuvent singulièrement peser dans les déterminations du chirurgien ; il convient donc qu'ils soient présents à sa mémoire. Ils forment en ce moment, pour nous, une transition naturelle à l'étude de l'état général provoqué par la diathèse cancéreuse.

---

(1) Voyez Lecat. *Mémoire sur le cancer, in Mém. de l'Ac. roy. de chir. Édit. Encyc. des sciences médicales,* t. II, p. 175.

(2) Hippocrate. *De morb. muli. Lib. II.*

(3) Bayle et Cayol. *Loc. cit.,* p. 557.

(4) Rouzet. *Loc. cit.,* page 70 et suivantes.

(5) Abernethy. Ouv. cit., t. II, p. 508.

§ III. PHÉNOMÈNES GÉNÉRAUX.

Avant même l'apparition d'une tumeur de ce genre, il se manifeste quelquefois un état de malaise peu susceptible d'une description exacte et d'une analyse sérieuse ; ce sont des troubles fonctionnels un peu vagues qui cessent sans plus de motifs qu'ils n'en avaient de paraître. Il se passe, du reste, ici ce qu'on observe fort souvent dans un grand nombre de maladies chroniques et ce que M. Lordat a désigné sous le nom d'*Inquiétude vitale*. Ces phénomènes ont été notés par différents auteurs et ils ont même reçu de la part de quelques-uns une interprétation qui me parait peu acceptable (1). Quoi qu'il en soit, ils n'offrent rien de spécial et il est inutile d'en discuter plus long temps la valeur séméiologique. J'en dirai autant des troubles analogues qui suivent la formation de ces produits et qui n'ont rien de fixe ; il n'est pas rare, en effet, d'observer chez les cancéreux des dérangements des voies digestives (2), surtout des douleurs erratiques

(1) *Voyez* Rouzet, page 290-291. Il cite des faits de cancers développés pendant l'existence de névralgies ou de névroses diverses, qui ont trouvé leur terme dans l'apparition de la lésion organique, ou qui ont reparu après leur ablation. Quelques-uns des auteurs qui les rapportent, ont considéré dans ce cas la lésion organique comme l'effet des lésions vitales qui les avaient précédées.

(2) Abernethy insiste d'une manière particulière sur les affections nerveuses et celles des voies digestives qui précèdent ou accompagnent la formation des tumeurs cancéreuses. (Ouvrage cité, p. 501.

dans la longueur des membres, dans les articulations, dans des points souvent fort éloignés du siége même de l'altération organique et tout à fait indépendants d'elle. On peut voir là comme l'annonce, comme les prodromes d'un état beaucoup plus grave qui porte un cachet spécial et qui est sans contredit la dernière expression de l'affection morbide, je veux parler de la cachexie cancéreuse.

En lisant le plus grand nombre des auteurs, on est surpris de trouver encore dans ce point de l'histoire du cancer, une certaine obscurité qu'il serait nécessaire de voir disparaître. On trouve mêlés et rassemblés sans méthode une foule de symptômes que l'analyse clinique ne permet pas de confondre et qu'on peut distribuer en plusieurs groupes constituant autant d'éléments bien distincts, pour parler le langage de notre école. Rouzet est le seul auteur, à mes yeux, qui ait tenté de faire cette analyse (1). M. Lébert en a eu conscience ; mais il se contente de la signaler (2). Les autres notent seulement, ce fait qu'il est très-rare d'observer, un mouvement fébrile bien caractérisé dans l'ensemble des troubles généraux qui accompagnent les lésions cancéreuses arrivées à leur dernière période, mais aucun ne me semble avoir suffisamment apprécié une distinction, à mon avis, essentielle.

A. En comparant l'état des individus chez lesquels

(1) Rouzet. *Loc. cit.*, p. 90 et suivantes.
(2) Lébert. *Loc. cit.*, p. 117.

l'affection cancéreuse atteint son dernier terme, on
trouve des différences plus profondes que ne le ferait
supposer le silence des auteurs. Chez les uns, à une époque de la durée totale de la maladie, qui, a-t-on dit, varie
du tiers à la moitié, on remarque les phénomènes suivants : faiblesse générale avec difficulté ou même inca-
pacité radicale d'entreprendre un travail sérieux ; con-
servation des facultés intellectuelles, et même, chez
certains, lucidité d'esprit remarquable et d'autant plus
fâcheuse qu'elle leur refuse toute illusion et toute es-
pérance ; tristesse habituelle, morosité ; sécheresse,
teinte jaune-paille de la peau ; amaigrissement avec
tendance aux infiltrations séreuses (1), dégoût prononcé pour toute espèce d'aliments, insomnie presque
absolue, respiration gênée surtout et absence complète de fièvre, pouls petit et dépressible, chaleur
peu modifiée, mais produisant au toucher une impression pénible à cause de la sécheresse de la peau. C'est,
comme le dit très-bien Rouzet, un marasme accompagné
de colliquation séreuse, tout à fait spécifique comme
la cause qui le produit ; il diffère dans son ensemble
d'une manière notable de celui qu'amènent les affections scrofuleuses et qui est le seul dont on pourrait le

---

(1) Je ne parle pas là des infiltrations qui surviennent dans
une partie du corps par suite d'un obstacle apporté à la circulation lymphatique ou veineuse par la présence d'une tumeur
cancéreuse ou d'une autre nature ; il s'agit de ces exhalations
passives propres aux maladies organiques dont Bichat a très-
bien apprécié la nature dans son *Anatomie générale*. T. II,,
p. 620.

rapprocher. Le sang de ces sujets est d'une pauvreté remarquable (1). Le chiffre des globules diminue considérablement. Remarquons, en passant, que cette altération est consécutive ; ces modifications dans la composition du sang se présentent seulement pendant la cachexie cancéreuse, tandis que chez les individus frappés de la diathèse tuberculeuse, le chiffre des globules est au-dessous de la moyenne, avant même l'apparition des lésions organiques qui doivent se manifester en eux tôt ou tard. Le chiffre de la fibrine reste le même, et, s'il éprouve une légère augmentation, c'est dans le cas d'une irritation qui vient compliquer l'affection primitive.

Ainsi donc, nous observons ici un véritable épuisement ; l'affection morbide excède l'économie ; ce n'est pas tant la création et la nutrition des produits nouveaux que la viciation des forces qui en amène la ruine progressive, sans aucune apparence de réaction de sa part. Ce qu'il importe de mettre en lumière, c'est que ce mode pathologique est indépendant de toutes les circonstances accidentelles qui peuvent agir sur la formation hétérologue, et qu'il ne traduit pas l'état de souffrance d'un autre organe éloigné ou rapproché. M. Lébert insiste sur ce fait : « Qu'il l'a vu survenir même dans les cas où il n'y avait point de dépôt secondaire, ainsi que dans d'autres où il n'y avait aucune de ces déperditions de sang ou de pus, ou de ces impossibilités de réparation par l'alimentation, qui auraient pu en rendre ma-

(1) Andral. *Essai d'hémato. path*. Paris 1843. P. 175-183.

tériellement compté. » Que de fois ne voit-on pas des ulcérations de nature cancéreuse, tolérées pendant fort long temps, coïncidant avec le plein exercice des fonctions, tandis que parfois, au contraire, la cachexie acquiert la plus fâcheuse intensité, avant la formation de toute espèce de solution de continuité ! Elle n'est donc pas le résultat d'une infection matérielle, comme on l'admet assez généralement aujourd'hui.

OBSERVATION. La femme Rouannet (Brigitte), âgée de quarante-quatre ans, née à Labastide (Tarn), journalière, est reçue à la clinique de l'Hôtel-Dieu St-Éloi, le 17 avril 1850. Elle présente toutes les apparences d'une excellente santé : un tempérament sanguin, une constitution vigoureuse, un embonpoint suffisant, une coloration très-vive de la peau. Elle a été réglée de bonne heure, et la menstruation, qui n'a éprouvé aucun dérangement, n'a pas encore cessé ; elle est mariée et mère de quatre enfants vigoureusement constitués ; tous ses parents sont dans les mêmes conditions. Un an auparavant, sans cause locale ni générale appréciables, sans trouble fonctionnel d'aucun genre, elle s'aperçut de l'existence d'un petit tubercule dur, mobile, roulant sous la peau, indolent, et siégeant dans le sein gauche au-dessus et en dehors du mamelon. Elle n'y prêta d'abord qu'une médiocre attention, mais il devint plus volumineux ; il finit par adhérer à la peau, qui se crispa ; le mamelon se déprima, s'enfonça dans l'épaisseur de la glande ; au bout de neuf à dix mois, quelques douleurs se firent sentir, trois gerçures se formèrent en dehors et se joignirent bientôt de manière à constituer un ulcère profond, d'où suintait une assez grande quantité d'ichor fétide et parfois un peu de sang. Aucun moyen n'a été mis en usage pour arrêter les progrès du mal, sauf quelques cataplasmes émollients en dernier lieu. La tumeur comprend toute la glande mammaire, dont il est impossible de distinguer la forme et la position. Dans son ensemble, elle ne présente guère plus de volume que le sein du côté opposé, qui est naturellement très-développé ; elle est mobile en masse, bosselée, inégale, d'une

dureté très-prononcée, sauf en quelques points où il y a un peu
de mollesse. Au centre même, se trouve une ulcération presque
circulaire, ayant 3 centim. dans son plus grand diamètre, à bords
un peu irréguliers et renversés en dedans ; cette ouverture
conduit dans une excavation plus large, dont le fond est très-dur
et les parois tapissées par une matière molle, grisâtre nu blanc
jaunâtre tâchée de sang, et laissent suinter un ichor abondant,
qui, s'amassant dans les anfractuosités, répand une odeur repoussante. Le mamelon se trouve en bas et en dedans, fortement
entraîné en arrière par une bride saillante. La peau adhère fortement aux bords de l'ulcère ; dans ce point, elle est comme
ratatinée, noire ou violacée ; à la base de la tumeur, elle est
mobile ; les veines sous-cutanées sont assez développées ; parfois
il s'écoule un peu de sang ; les douleurs sont très-légères, très-
fugitives et très-rares. Il n'existe pas d'engorgement ganglionnaire dans l'aisselle ; seulement, un peu en dehors de la mamelle,
est un petit noyau induré. L'état de la santé est tellement satisfaisant qu'à voir la malade, on ne comprendrait pas le motif de
son séjour à l'hôpital. Aucune contre-indication spéciale ne se
présentant, elle est opérée par M. Courty, le 24 avril 1850.

La tumeur est composée d'un tissu dur, criant sous le scalpel,
d'un blanc bleuâtre, dans les parties voisines de l'ulcère ; un peu
jaunâtre à cause de son mélange avec le tissu adipeux vers la
circonférence ; la coupe est nette ; il en suinte par la pression
un suc abondant ; on ne peut suivre la trame fibreuse, et il ne reste
de la glande mammaire que quelques lobules tout à fait à la base, entre
lesquels la matière cancéreuse s'insinue ; au voisinage du mamelon on trouve quelques débris des vaisseaux galactophores fortement adhérents à celui-ci et le tenant fixé en arrière ; on voit
distinctement des vaisseaux surtout dans la partie externe. Enfin,
au microscope, nous trouvons une masse innombrable de cellules
cancéreuses de toute forme et de toute disposition, isolées, en
masse, agglomérées, conglobées ; à un, à deux, à trois noyaux,
ovalaires, sphériques, rameuses, etc., etc.

La guérison se fait assez long temps attendre à cause de quelques
accidents locaux ; mais, enfin, la malade sort à la fin du mois
de juin ; elle a conservé ses forces, son appétit, son embonpoint.

Mais elle revient au mois de septembre 1851, dans un état dé-
plorable ; la tumeur et l'ulcération ont de nouveau envahi le sein
gauche ; la cachexie cancéreuse est arrivée à sa dernière période. Elle ne tarde pas à succomber, et l'on trouve à l'autopsie
une masse adhérente aux côtes, et, dans le foie, des tubercules
très-nombreux d'un blanc jaunâtre et présentant à l'intérieur les
mêmes caractères que ceux de la tumeur primitive ; au microscope, on constate les dispositions déjà indiquées ; de plus, les
côtes répondant au siége de la maladie sont fort ramollies,
ainsi que le pariétal gauche sans infiltration cancéreuse.

A la même époque, il nous arriva, à la clinique, une autre
femme qui s'offrit dans un état encore plus singulier. Elle était
d'un embonpoint extraordinaire et présentait un teint d'une fraî-
cheur surprenante ; quand je l'interrogeai, je fus fort étonné de
la voir se découvrir et me montrer une hideuse ulcération du sein
gauche, siégeant sur une tumeur du volume d'une tête de jeune
enfant et datant de plusieurs mois; le liquide qui en suintait était
aussi très-abondant et très-fétide. Les ganglions auxiliaires étaient
profondément engorgés. M. Courty refusa de l'opérer.

Un ulcère étendu, sordide, irrégulier, un liquide
très-abondant doué de propriétés irritantes et rendu
plus délétère par son séjour dans les anfractuosités de ces
excavations, n'avaient amené, au bout de plusieurs mois,
aucun dérangement dans la santé ; malgré la gravité
des symptômes locaux, les fonctions de l'économie gar-
daient leur équilibre et la cachexie cancéreuse restait
encore latente.

OBSERV. Chabrand (Philippe), âgé de 24 ans, cultivateur, de Mira-
mas (Bouches-du-Rhône), nous raconta qu'à la suite de nombreux excès vénériens qui n'avaient amené ni chancre ni blennorrhagie, et
auxquels il n'avait mis un terme que depuis peu de temps, il s'aperçut
d'une tuméfaction dans le corps du testicule droit, en même temps
qu'il y éprouvait une légère douleur. La lenteur des progrès de la tuméfaction, les douleurs presque insignifiantes qu'il y ressentait, lais-
sèrent le malade dans une insouciance profonde sur son état, dont

4

il ne sortit qu'alors que, par son poids et son volume, l'organe
malade le gêna considérablement dans ses mouvements et dans ses
travaux. Au bout d'un an, l'altération prit une marche plus rapide.
Le volume augmenta surtout beaucoup, et des élancements passa-
gers dans les aines, des tiraillements dans la région des lombes devin-
rent assez fréquents et pénibles pour troubler le sommeil. Au moment où nous examinâmes le sujet (seize mois après le début du
mal), la tumeur avait le volume du poing fermé et se trouvait composée de deux parties : l'une, inférieure, ovoïde, un peu aplatie sur les
côtés, mais très-régulière et rénitente; l'autre, supérieure, inégale,
bosselée ; de laquelle s'élevait un prolongement induré de la grosseur
du petit-doigt, qui s'arrêtait brusquement à l'entrée du canal inguinal.
Cette tumeur était lourde et tombait verticalement entre les cuisses ;
opaque en arrière, elle offrait en avant une légère transparence due
à une couche mince de sérosité; la peau était brune, très-disten-
due, mais intacte. En palpant l'abdomen, à partir du trajet inguinal,
on suivait, en remontant vers le détroit supérieur du bassin et sur
le trajet de la colonne vertébrale, un chapelet de ganglions très-
durs, mais indolents. Les autres organes examinés avec la plus
minutieuse attention n'offraient aucune altération appréciable. Chabrand était d'une maigreur excessive qui avait augmenté beaucoup
depuis que la maladie avait marché d'une manière plus rapide ; il
se sentait très-affaibli et incapable d'un effort un peu soutenu ; le
teint était plombé ; la physionomie exprimait une profonde tristesse
et le moral était très-affecté. On n'obtenait du sujet que des ré-
ponses courtes, les questions semblaient l'irriter, bien qu'il y ré-
pondît avec netteté. Les fonctions digestives étaient bien conser-
vées, quoique parfois paresseuses ; le pouls petit, mais d'une vitesse
égale à toutes les heures de la journée; la température du corps
n'offrait pas de variations ; la peau était sèche et terreuse.

Contrairement aux exemples précédents, nous voyons
ici une lésion organique, relativement peu avancée,
non ulcérée, coïncider avec un ensemble de symptômes
généraux très-alarmants, et dont évidemment elle ne
peut, à elle seule, rendre entièrement compte.

Après avoir établi l'existence d'une manifestation spéciale de la diathèse cancéreuse par un ensemble de troubles fonctionnels, il resterait à rechercher l'influence que les âges, les sexes, les tempéraments, les idiosyncrasies, les circonstances au milieu desquelles se trouvent placés les malades, peuvent apporter dans sa marche. Mais il n'existe rien de satisfaisant à cet égard dans les auteurs, et je n'ai moi-même rien noté de positif. Nous savons seulement que toute opération est inutile et même dangereuse ; car le mal n'en éprouve aucun retard ; ses progrès sont au contraire activés. Il est sans contredit plus intéressant, pour le sujet qui nous occupe, de fixer son importance comme moyen de diagnostic. La cachexie cancéreuse est un état spécial ; quand elle existe, on ne saurait douter de la nature des produits morbides qui ont précédé son apparition, lors même que les autres signes n'auraient rien de caractéristique ; mais son absence, après un certain temps, peut-elle justifier une conclusion contraire ? Il faudrait pour cela qu'on eût rigoureusement fixé, d'un côté, la durée totale de l'affection dont elle est un symptôme, et, de l'autre, l'époque précise de cette durée où elle commence à devenir pathognomonique. Or, les termes assignés à l'une et à l'autre sont trop vagues pour nous donner autre chose qu'une simple présomption. Ainsi, quoi de plus variable que la durée des cancers, et, en supposant qu'il soit bien prouvé qu'elle atteint ou ne dépasse pas ordinairement deux années, et que la cachexie se manifeste au tiers ou à la moitié du temps de leur évolution complète, quelle incertitude ne laissent pas dans l'esprit les limites extrêmes dont la moyenne est une fiction pour la pratique?

B. Certains symptômes locaux peuvent aussi amener des troubles généraux variés comme leur cause, et entraîner, par leur intensité, des conséquences fort graves et même la mort. Mais ici nous ne voyons pas de différence essentielle avec ce qui se passe dans des lésions d'un autre genre. Ainsi, les hémorrhagies répétées, abondantes, sont suivies d'une véritable anémie, comme celle que produisent des pertes de sang de tout autre nature. Il est bien évident qu'il ne peut être question que de celles qui résultent d'une sorte d'exhalation à la surface des ulcères cancéreux, ou de l'état hypérémique des organes, et non de celles qui succèdent à l'ouverture d'un gros vaisseau artériel atteint par le progrès du mal ; dans ce dernier cas , la mort est instantanée. A la suite des autres , on observe un teint pâle, non pas jaune, mais d'un blanc mat comme cireux, un affaiblissement graduel dans lequel la cachexie cancéreuse ne joue d'abord aucun rôle , et qu'il est possible de modérer ou de faire disparaître par des moyens thérapeutiques. Les douleurs excessives jettent souvent les malades dans un état d'éréthisme nerveux fort pénible. Enfin , il n'est pas rare d'observer une véritable réaction fébrile suscitée par l'inflammation de quelque organe voisin de la tumeur ou d'un viscère éloigné ; inflammation qui, par elle seule, peut devenir fatale (1).

(1) Bayle et Cayol. *Traité des maladies cancéreuses.* Paris 1833. Page 306.

C. Cette réaction fébrile est encore plus commune et plus remarquable quand elle survient à la suite des irritations que subissent les tumeurs elles-mêmes, soit par l'effet de pansements mal faits ou de l'emploi de topiques excitants, soit par des manœuvres opératoires.

Quand elles ne dépassent pas un certain degré, elles produisent un surcroît d'activité dans la propagation du mal, et quelquefois aussi dans le travail de décomposition. Alors l'augmentation de cet ichor fétide qui coule de la surface des ulcères étendus, le séjour de cette matière dans les clapiers ou les sinuosités anfractueuses dont ils sont souvent creusés, la formation de foyers intérieurs, portent le trouble dans la série naturelle des fonctions. Mais quelle remarquable différence! Dans l'état général qui résulte des progrès naturels de l'affection, nous voyons tous les signes d'un affaiblissement radical ; ici, au contraire, surgissent des phénomènes d'irritation : le malade est excité ; il éprouve des frissons répétés ; la peau devient ensuite chaude et se couvre de sueur ou reste chaude et sèche ; le pouls est fréquent, la langue est rouge; il y a des vomissements, de la diarrhée, etc., etc. C'est une fièvre hectique continue, souvent avec des exacerbations quotidiennes ou irrégulières ; elle acquiert même parfois une intensité qui n'est pas ordinaire aux fièvres hectiques déterminées par toute autre maladie (1).

(1). Voyez Klein. *Le médecin interprète de la nature*, t. Ier, p. 68. — Peyrilhe. *Dissert. acad. de cancro*, p. 269, etc., cit. par Rouzet.

Si l'irritation est subite et profonde, la réaction prend un caractère immédiatement fâcheux, en raison des modifications qu'éprouve la lésion organique. Celle-ci n'est pas susceptible, en effet, de concevoir un travail phlegmasique de bonne nature; il se produit dans son épaisseur une sorte de décomposition putride qui n'est ni une véritable suppuration ni une véritable gangrène, bien que cette dernière puisse aussi exister. Les détritus de la substance cancéreuse infectent rapidement l'économie, et il survient alors un état morbide assez semblable à celui qui se manifeste pendant l'existence de vastes foyers où séjourne un pus fétide, altéré par la présence de l'air ou d'autres éléments étrangers : c'est une véritable résorption putride. Le sujet meurt au bout d'un temps plus ou moins long, avec tous les symptômes d'une fièvre de mauvais caractère (1).

J'insiste sur ces distinctions, parce qu'elles me paraissent avoir une portée pratique incontestable. Ces dernières complications n'ont aucun caractère spécifique ; aussi leur présence n'indique-t-elle pas nécessairement l'existence de la cachexie cancéreuse ; d'autre part, elles ne sont pas au-dessus des ressources de l'art, qui peut en prévenir le développement ou en arrêter le progrès. J'ai observé, en effet, qu'elles provenaient surtout d'extirpations incomplètes ou de manœuvres admises comme très-propres à faire connaître la nature d'un produit dont les caractères extérieurs sont

_____

(1) Rouzet, p. 12, note 2.

obscurs ; j'ai observé, en outre, que tant qu'elles n'ont pas pris ce caractère d'extrême gravité signalé en dernier lieu, une opération pratiquée à temps pouvait en détruire les fâcheux effets, et prolonger du moins, sinon sauver la vie du malade.

Les observations suivantes rendront plus claires et plus sensibles les propositions que je viens d'émettre.

Observ. Jean-Baptiste Louis, âgé de dix-neuf ans, boulanger, se présente, le 15 mai 1848, dans les salles de la clinique chirurgicale. Il est né de parents sains, doué d'un tempérament lymphatique ; mais il a toujours joui d'une bonne santé. Au mois de novembre de l'année précédente, il s'aperçut de la présence d'une tumeur au côté interne de la cuisse, au-dessous du pli de l'aine et du pli de la fesse. En quinze jours elle acquit le volume d'un gros œuf de poule ; elle était le siége de quelques douleurs tensives qui s'irradiaient vers l'extrémité inférieure, le long du trajet du nerf saphène interne ; elle était un peu élastique, mais incompressible et irréductible. Un jour, en luttant avec un de ses camarades, il sentit comme un déchirement profond dans la tumeur, et presque aussitôt une tuméfaction énorme se forma sur la face interne de la cuisse jusqu'au genou. La douleur disparut au bout de huit jours ; mais la tuméfaction persista malgré l'emploi de sangsues ; depuis, elle n'a pas varié. Elle occupe donc toute la longueur de la région indiquée ; elle offre une surface arrondie et se confond, par sa base, avec les tissus voisins ; la saillie qu'elle fait au-dessus du niveau de la peau est telle qu'elle donne au membre de ce côté un volume double de celui du côté opposé ; elle est égale, sans pulsations ni mouvements d'expansion ; fluctuante, excepté à la partie supérieure, où se trouve un noyau résistant de un décimètre carré ; indolente et peu douloureuse à la pression. La peau, quoique distendue, n'a pas éprouvé d'altération ; les veines superficielles sont plus saillantes. Du reste, soit du côté du bassin, soit du côté de la jambe, on ne peut constater rien de particulier. L'état général n'est pas altéré, et le malade n'est entré à l'hôpital qu'à cause de la gêne qu'il éprouve dans la marche.

Le diagnostic de cette tumeur préoccupa beaucoup M. le professeur Serre, qui en fit le sujet d'une leçon clinique. Après en avoir
établi la nature d'après la fluctuation manifeste qu'on y observait,
il examina successivement les probabilités qui pouvaient s'élever
en faveur des diverses tumeurs liquides, et il s'arrêta à l'idée d'une
collection sanguine provenant de la rupture d'une veine et sans
doute enkystée. Une ponction exploratrice pratiquée avec un bis-
touri très-étroit, le 19 mai, donna issue à 300 grammes d'un sang
très-fluide, peu coagulable, brunâtre, d'une odeur un peu nauséa-
bonde. L'ouverture fut exactement fermée. La tumeur, qui avait à
peine diminué, présenta le lendemain les mêmes proportions. Le 24,
nouvelle ponction, même quantité de liquide. Le 27, troisième ponction; mais daus la nuit survinrent des frissons répétés, suivis de
chaleur et de sueurs abondantes'; la tumeur devint tendue, douloureuse; la fièvre continua les jours suivants; la chaleur était surtout
fort vive et fatiguait beaucoup le malade. Tous les soirs elle éprouvait une exacerbation; un ictère se déclara : tristesse, prostra-
tion. Pendant ce temps, l'inflammation de la tumeur persista,
des phlyctènes couvrirent les téguments dont la coloration livide indiquait la formation d'une escarre qui se détacha le 13 juin,
et laissa échapper plus de deux litres de sang. Le sujet se trouva
momentanément soulagé; mais le pouls conserva sa fréquence;
la chaleur était âcre et mordicante; des sueurs visqueuses se mon-
traient sur le visage et la poitrine; un amaigrissement rapide se
déclara; la peau prit une couleur terreuse; une diarrhée excessive
survint; l'appétit se conserva. Une fois les caillots de sang détachés
et les escarres éliminées, on reconnut la nature de la lésion à des
champignons fongueux, mollasses, saignant au moindre contact
qui s'élevaient du milieu de la masse fixée dans l'épaisseur des muscles internes de la cuisse. Des souffrances horribles, une supu-
ration de mauvaise nature, une décomposition putride des fongosités, de nouvelles hémorragies, des escarres au sacrum,
aggravèrent les troubles sympathiques déjà décrits, malgré l'emploi rationnel des toniques, et finirent par entraîner le sujet, le
16 juillet 1848, un mois et demi après leur apparition.

A l'autopsie, on trouva une masse encéphaloïde profondément
désorganisée qui avait son siége dans la masse musculaire du

côté interne de la racine de la cuisse ; les parties voisines infiltrées de sucs de mauvaise nature ; les veines saphène et fémorale étaient intactes ; aucun autre organe ne présenta d'altération.

Cette observation nous montre à la fois le danger des ponctions multipliées, pratiquées sur des tumeurs cancéreuses, et un tableau très-remarquable des accidents qu'elles peuvent provoquer. La rapidité et la gravité de leur manifestation doit surtout fixer l'attention ; car, devant elle, l'art se serait complétement désarmé, si les conditions matérielles et le siége du mal n'en eussent pas aussi exclu l'intervention. Il n'en est pas toujours ainsi. Dans une autre observation, nous allons voir un appareil symptomatique, local et général, moins grave à la vérité, succéder aux mêmes causes ; mais le siége de la lésion a permis d'en arrêter les conséquences dans un moment opportun.

OBSERV. Alias (André), cultivateur, âgé de 32 ans, célibataire, issu de parents sains et bien portants, avait toujours mené une vie très-régulière, et n'avait contracté d'autre maladie qu'un rhumatisme articulaire dont il avait beaucoup souffert pendant quelques années, quand au mois de décembre 1846, il s'aperçut que son testicule gauche devenait le siége d'un engorgement profond et indolent qui fit de rapides progrès. Après l'emploi infructueux de quelques topiques résolutifs, il s'adressa à un médecin qui, croyant à l'existence d'une hydrocèle ; plongea un trois-quart dans la tumeur, mais sans retirer une goutte de liquide ; le résultat de cette opération fut la formation d'une éminence mamelonée sur le côté externe du testicule. Quand Alias entra, au mois d'août 1847, à l'Hôtel-Dieu St-Eloi, cet organe présentait le volume du poing, il n'offrait d'autre irrégularité que celle résultant de la présence de ce tubercule placé en dehors ; la surface était lisse, son poids assez considérable le faisait tomber verticalement entre les cuisses. On éprouvait d'abord à la pression une certaine rénitence, mais en comprimant fortement à la partie inférieure , on parvenait à déterminer une fluctuation assez nette ; l'opacité était cependant complète , les douleurs étaient médiocres. Les ganglions des régions iliaque et lombaire étaient sains, il n'existait d'autre altération dans les organes voisins, que le refoulement du testicule droit en arrière et celui de la verge en haut et en dedans. Le sujet était maigre et d'une constitution peu vigoureuse , mais il n'avait jamais été autrement, et depuis l'origine de son affection, il n'avait éprouvé aucun dérangement dans sa santé. M. Chrestien , professeur-agrégé, alors chargé du service de la clinique, plongea un trois-quart dans la tumeur pour évacuer le liquide que la fluctuation y faisait supposer ; après avoir vaincu une résistance assez forte , et avoir pénétré à la profondeur de deux centimètres, il retira, en effet, environ deux onces d'un liquide verdâtre et très-fétide, dont l'écoulement fut suivi d'une diminution peu sensible dans le volume de la tumeur.

Dans la conviction qu'il s'agissait d'un kyste développé au milieu du tissu de la glande séminale, il y laissa la canule pendant trois ou quatre heures , afin d'y provoquer une inflammation adhésive. Mais, dès le soir même, de violentes douleurs se déclarèrent dans cette partie ; la tuméfaction devint considérable ; le malade perdit le sommeil, l'appétit, le pouls s'accéléra, et la peau devint chaude. Les jours suivants , malgré l'emploi de moyens rationnels, l'état local et l'état général s'aggravèrent ; des végétations fongueuses et saignantes se formèrent sur l'éminence mamelonée de la tumeur ; des douleurs lancinantes, revenant à des intervalles rapprochés, tourmentèrent le malade ; les ganglions de la région iliaque s'engorgèrent, une émaciation rapide se déclara.

M. le professeur Serre, reconnaissant, d'après l'examen des nouveaux symptômes, que la tumeur était de nature encéphaloïde , profita d'une amélioration légère arrivée le 15 septembre, pour enlever l'organe affecté, avant que l'aggravation des désordres locaux et des troubles sympathiques n'eût pris une plus grande intensité. Le malade fut opéré le 17, et , malgré des complications graves (gangrène de la peau de la verge , fièvre rémittente pernicieuse qui céda à l'administration du sulfate de quinine), nous le vîmes se rétablir peu à peu et il sortit de l'hôpital au mois de novembre, dans un état de santé bien plus satisfaisant qu'il n'était, même avant la formation de la tumeur du testicule.

Celle-ci, examinée immédiatement après l'opération, nous offrit quelques onces d'une sérosité brunâtre dans la tunique vaginale et une masse encéphaloïde renfermée dans la tunique albuginée, qui n'offrait d'autre solution de continuité que celle qui correspondait aux fongosités saillantes sur le côté externe. Il n'existait aucune trace du testicule. Le tissu nouveau qui en occupait la place, assez dur à la superficie, était ramolli au centre, où se trouvait une foule de petites cavités indépendantes ou communiquant les unes avec les autres, dans lesquelles était contenu un liquide fétide, mêlé de grumeaux noirâtres, analogues à celui qui avait été évacué par la ponction.

On trouve, enfin, dans Rouzet un cas très-remarquable au point de vue qui nous occupe (1). Il s'agit d'un sujet nommé Bessières, qui portait une vaste ulcération cancéreuse au tiers supérieur et postérieur de la cuisse, laquelle avait succédé à l'application de topiques irritants; il présentait en outre les symptômes de la fièvre hectique portés au dernier degré et donnant la certitude d'une fin prochaine. M. Delpech ne craignit pas de l'opérer, se fondant sur la nature même de l'état général. Et, en effet, l'ablation de la lésion locale fut suivie d'un rétablissement rapide de la santé. Malheureusement, des tumeurs internes, qu'on n'avait pu découvrir par les recherches les plus minutieuses, prirent une marche plus active quatre mois après l'opération et emportèrent le malade au bout de deux mois. Malgré cette terminaison fatale, il n'en est pas moins évident que l'ablation de la tumeur a, dans ce cas, fait cesser les troubles symptomatiques provoqués par un vaste foyer d'infection et prolongé la durée de la vie du sujet.

L'opération, dans ces circonstances, ne peut pas, plus que dans les autres, mettre les malades à l'abri d'une récidive, mais elle détruit les nouvelles causes

(1) Rouzet, *loc. cit.*, p. 157.

de mort, qui s'ajoutent à l'affection principale, et permet ainsi d'en éloigner le moment.

En résumé, les troubles généraux qu'on observe pendant la durée du cancer sont nombreux ; mais les uns sont peu caractérisés et méritent à peine de fixer l'attention ; les autres sont bien tranchés et peuvent être ramenés à trois états distincts : la cachexie cancéreuse, l'anémie, l'infection putride. De ces trois éléments, le premier seul est caractéristique et l'effet même de la cause interne qui affecte la force vitale ; les deux autres dépendent de changements survenus dans les lésions matérielles, engendrées par cette même cause ; ils se confondent avec ceux qu'on observe dans une foule d'altérations pathologiques de nature différente, et l'art n'est pas, en ce qui les concerne, dénué de toute ressource. Sans doute ces distinctions sont difficiles, mais on peut dire d'elles ce que Celse disait des ulcères mêmes : *Distinguere oportet cacoethes quod curationem recipit, à carcinomate quod non recipit* (1). Leur valeur pratique que je me suis efforcé de faire ressortir, avait jusqu'ici peu préoccupé les chirurgiens. La raison en est probablement que, dans bien des cas, tous ces éléments se trouvent réunis : concours funeste qu'il n'est pas toujours au pouvoir du médecin de prévenir, mais que ses efforts doivent tendre à détruire, car il accélère la marche de la maladie et rapproche

_____

(1) Celse. *De re medicâ,* liv. V, c. II, s. XIV, éd. Pariset, p. 367.

le terme fatal! J'ai dû , pour mieux faire apprécier le caractère et la nature de chacun d'eux, opérer une séparation qu'on n'observe pas souvent au lit du malade, mais cependant réelle. Il me semble inutile de les combiner actuellement ; il est facile, avec ce qui précède , de faire un tableau complet.

CHAPITRE II.

DE LA MARCHE, DE LA DURÉE, DES TERMINAISONS DU CANCER.

I. *Marche*. J'ai, dans plus d'une circonstance , indiqué déjà quelques-unes des modifications qui surviennent dans le cancer pendant le temps de son évolution. Mais ces indications isolées ne sauraient donner une idée suffisante de la marche de la maladie , et sont trop superficielles pour être utiles au diagnostic. Je reprends donc cette partie pour l'exposer d'une manière plus complète. La marche du cancer est, depuis Laënnec, exclusivement renfermée dans la série des changements qui s'opèrent dans la lésion organique. On sait que ce célèbre pathologiste y reconnaissait trois périodes : celle de crudité, celle de ramollissement, celle d'ulcération. Mais il n'est pas question des troubles généraux qui se déclarent pendant la durée de l'affection, et on s'explique cette omission, puisque, dans les idées de Laënnec, ces troubles étaient l'effet des dégradations subies par le produit de nouvelle formation. Or, il me semble que cette doctrine peut être combattue au double point de vue des périodes admises dans l'évolution du cancer et de la signification attribuée aux symptômes généraux. Laënnec a été entraîné à ces distinctions par une assimilation mal entendue des caractères du cancer avec ceux du tubercule. « La destruction spontanée de ces tumeurs, dit-il, en parlant des tissus hétérologues en général, n'a jamais lieu qu'après leur entier ramollissement (1). » J'ai fait voir que des tumeurs cancéreuses pouvaient se former fréquemment, à l'état mou, dès le début ; que le ramollissement ne précédait pas nécessairement l'ulcération, et que celle-ci pouvait s'établir, au contraire, sur des tumeurs très-dures et même sur des masses qui, primitivement molles, s'étaient ensuite endurcies. D'après ces deux ordres de faits, le ramollissement n'est pas une période distincte du développement du tissu cancéreux ; il existe souvent sans doute, mais l'anatomie pathologique nous apprend que cet état est dû à des accidents de nutrition, et non point à une tendance inhérente à sa nature. J'ai démontré aussi que les symptômes généraux, d'un certain ordre, ont une origine différente de celle que cette doctrine leur attribue ; ils ont une existence indépendante qui donne à leur apparition une signification dont il faut tenir compte. Ainsi donc, la marche de cette maladie doit être envisagée autrement que ne l'ont fait les anatomo-pathologistes exclusifs ; au point de vue clinique, il faut recueillir tous les éléments caractéristiques, et ne rien laisser dans l'om-

(1) Laënnec. Art. *Anat. path.*, *Dict. de sciences médicales*, t, II, p. 58.

bre de ce qui peut éclairer la connaissance des affections morbides.

En considérant l'ensemble des phénomènes qui distinguent l'affection cancéreuse , on voit une tumeur solide, dure ou molle, se former ; inaperçue ou innocente pendant quelque temps, elle prend ensuite une extension croissante et se distingue par une tendance invincible à envahir les parties voisines ; cette tendance n'est pas limitée aux organes limitrophes du siége primitif de la maladie ; d'autres , plus ou moins éloignés , sont aussi atteints. Au milieu de ses progrès, s'effectue un travail de destruction ; mais celui-ci n'y met pas un terme , et l'on voit le produit nouveau, frappé de mort d'un côté, s'accroître d'un autre. Enfin, vers les derniers temps, se montrent ces troubles sympathiques variables, et puis cet état spécial d'affaiblissement, précurseur d'une fin prochaine , sur lesquels j'ai tant insisté. Il me semble donc qu'on pourrait distinguer dans le développement complet de la maladie trois périodes ; la première , de localisation primitive ; la seconde , d'envahissement et de multiplication ; la dernière , de dépérissement et de destruction. Dans cette division , on trouve comprises, non pas seulement les modifications locales, mais la généralité des phénomènes de l'affection cancéreuse ; elle en représente mieux aussi le mode de manifestation progressif et peut servir à la faire reconnaître. Cependant il convient de noter que parfois, au lieu d'avancer vers le terme fatal d'une manière continue, le cancer éprouve, dans sa marche, une sorte de retour en arrière, ou tout au moins, un temps d'ar-

rêt souvent très-long, après lequel il reprend de nouveau son travail de destruction. Ceci n'a jamais lieu
quand les forces vitales sont décidément épuisées ; les
progrès sont alors continus et atteignent le dernier degré avec une désespérante rapidité.

II. *Durée.* Je n'ai pas besoin de montrer quel intérêt s'attache à la fixation de la durée de cette maladie ;
on sait d'une manière générale qu'elle n'est pas extrême ; mais le terme même de sa fin n'est pas bien
connu ; il y a , quant à ce point , des variations infinies
que les efforts des statisticiens n'ont pu soumettre encore à des règles positives. Le plus souvent l'affection
progresse avec une lenteur moyenne ; mais les cas où
la marche est très-rapide, et ceux où elle est très-
ralentie , ne sont pas excessivement rares ; d'où la
distinction en cancers aigus et cancers chroniques.
Il ne paraît pas possible actuellement de rattacher
ces différences à des modifications dans le fond même
de la maladie. Les tempéraments nerveux et irritables,
l'enfance abrégent le temps de son évolution. L'action
des organes est également décisive. Il est bien démontré que la durée l'emporte, pour les cancers externes,
sur ceux des viscères ; mais , pour ceux-là même ,
quelle énorme distance entre celui de la glande thyroïde, qui ne dure que six mois et demi en moyenne,
et celui du testicule, qui se prolonge pendant quarante-deux mois (1)! En somme, la moyenne générale de
la durée des cancers externes serait de dix-huit mois.

(1) *Voy*, Lébert. *Loc. cit.*, p. 121-122.

D'après M. Leroy d'Etiolles, elle s'élèverait à 5 ou 6 ans pour les cancers de tous les organes, et les termes extrêmes atteindraient, d'après lui, un chiffre tel qu'on peut suspecter, à bon droit, l'exactitude de ses calculs (1).

Je cite ces résultats, moins comme pouvant offrir une grande utilité pratique, que pour en indiquer le vague et l'insuffisance. Du moment qu'une tumeur hétérologue peut atteindre une durée, indéterminée en quelque sorte, de quelle valeur peut être une moyenne générale devant le cas présent? Il n'y aura jamais là qu'une donnée approximative, une probabilité bien faible, qui pourra seulement concourir à la certitude du diagnostic, sans jamais l'entraîner par elle-même.

III. *Terminaisons.* L'affection cancéreuse, au milieu de vicissitudes diverses, atteint toujours le même résultat; elle est nécessairement, fatalement mortelle; elle peut bien, dans sa marche progressive, éprouver des retards; mais, en dernière analyse, c'est la même terminaison qui se produit toujours. C'est un de ces modes morbides que M. Lordat désigne sous le nom d'*affec-*

(1) Leroy d'Etiolles. *Recueil de lettres et mémoires.* Paris 1844. P. 149 à 160. L'opuscule de M. Leroy d'Etiolles, sur la *diathèse et la dégénérescence cancéreuse,* contient des documents précieux en ce qui concerne le pronostic de l'opération du cancer; mais la masse des faits sur laquelle l'auteur a établi ses calculs, inspire trop de défiances relativement à la certitude du diagnostic de chacun d'eux, pour qu'on les puisse accepter sans réserve.

tions indéfinies (1). La nature est impuissante à réagir, il n'y a pas de résolution spontanée. Mais il ne faudrait pas accepter ces termes dans toute leur rigueur. Parfois la diathèse semble s'éteindre ou sommeiller, et le malade vit avec une lésion organique dont l'évolution est arrêtée, ou bien, s'en trouve délivré sans retour après une opération heureuse. Ces derniers faits sont peu communs sans doute ; mais ils ont leur importance et fournissent aux partisans de l'intervention de la médecine opératoire un de leurs plus légitimes arguments. La terminaison du produit accidentel lui-même est ce qui a le plus préoccupé les chirurgiens. Je passe rapidement sur ces terminaisons par résolution, par métastase, par suppuration, dont les auteurs sont assez prodigues. Le plus souvent elles témoignent plus de la légèreté, de la crédulité ou de l'optimisme des hommes qui les rapportent que d'une judicieuse observation de la nature. La formation d'une cicatrice, ou la chute d'une tumeur par l'effet de la gangrène, méritent plus de considération. A. Bérard a suivi plusieurs fois, sur des ulcères cancéreux, le travail de réparation, qui comble les pertes de substance et a pu constater l'organisation d'un tissu cicatriciel sur la surface du tissu hétéromorphe (2). Dernièrement, à la clinique de St-Éloi, M. le professeur Bouisson nous a fait observer quelque chose d'analogue sur un ulcère

---

(1) Lordat. *De la perpétuité de la médecine.* P 194.

(2) A. Bérard. *Diag. diff. des tumeurs du sein.* Paris 1842. P. 125.

cancéreux de la lèvre inférieure; nous l'avons vu se rétrécir d'une manière sensible pendant la guérison d'une plaie résultant de l'ablation d'une tumeur voisine de même nature. Mais cette guérison est momentanée; la cicatrice se rouvre bientôt, ou, avant même qu'elle ne soit complète, le produit morbide reparaît et reprend sa marche. La masse cancéreuse peut être frappée, dans sa totalité, de mortification, et, après sa chute, il y a généralement reproduction par suite de la persistance de quelques prolongements; mais on a cité des cas où, tout étant détruit, un travail de réparation s'est effectué, a rempli de vastes solutions de continuité et amené ainsi une guérison définitive. En compulsant les faits qui semblent en prouver la réalité, on acquiert la certitude que la cicatrisation n'a pas toujours été complète, et que la reproduction a souvent eu lieu avant qu'elle ne fût terminée, ou bien que, si la plaie s'est profondément cicatrisée, le mal n'a pas tardé à repulluler dans son siége primitif, dans les environs ou dans un point plus éloigné, avec des conséquences aussi fâcheuses que dans les cas ordinaires (1); on doit

(1) L'opinion que j'émets ici est presque textuellement extraite de l'ouvrage de Boyer. (*Traité des mal. chirur.* 5e édit. T. V, p. 583). Celle de Rouzet est exactement conforme. — Rouzet. *Loc. cit.*, p. 134. Les faits, cités par divers auteurs (Rigal de Gaillac, Garneri de Turin, Richerand, Dupuytren et autres moins connus), manquent de détails suffisants sur le diagnostic des tumeurs ou l'état postérieur des sujets, pour mériter de figurer au nombre des cures radicales spontanées, comme le veut M. Tanchou. *Recherches sur le traitement médical des tumeurs du sein.* Paris 1844. P. 76 à 83.

ajouter que ce mode de terminaison crée pour les malades une nouvelle source de dangers souvent funestes, ainsi que je l'ai déjà démontré. L'examen impartial des faits nous conduit donc à reconnaître l'impossibilité d'une guérison spontanée de l'affection et du produit morbide. Il sera question plus tard de la puissance de l'art, et nous verrons quels avantages le diagnostic peut en retirer. Mais il me paraît naturel de rapprocher de ce dernier mode de terminaison des tumeurs cancéreuses, une des conséquences les plus constantes de la thérapeutique dirigée contre elles ; je veux parler des récidives. Je n'ai pas à les envisager ici sous le rapport des indications ou des contre-indications des méthodes opératoires ; c'est un nouveau moyen dont je veux établir l'utilité dans la détermination de la nature de cette maladie.

IV. *Récidive.* — Rien de plus contradictoire que les résultats définitifs consignés par les chirurgiens sur les conséquences de l'extirpation des produits cancéreux. En les étudiant, la première pensée qui se présente à l'esprit est celle qui fit écrire ces mots à Richter : « *Jure sane dixeris de uno eodemque morbo hos viros loqui, dubitari fere posse.* » Aujourd'hui on peut aller plus loin, et ce doute peut être remplacé par une affirmation. Si les auteurs s'accordent si peu, c'est que tous n'ont pas eu à traiter des lésions de même nature, et la diversité des résultats tient à de nombreuses erreurs de diagnostic. La récidive du cancer, après une opération, est le fait le plus constant ; non pas qu'avec Boyer on puisse dire qu'il n'y a jamais de prescription contre elle, mais l'exception est si rare , qu'elle n'empêche pas de la regarder comme un caractère distinctif du cancer. Toutefois on ne peut pas admettre qu'elle soit un signe exclusif et, dans l'état actuel de la science, la seule circonstance propre à lever tous les doutes (1). D'autres lésions organiques peuvent aussi se reproduire après une première opération ; et, rejeter les lumières que fournissent les autres éléments du diagnostic pour se rapporter aveuglément à celui-ci , c'est s'exposer à une foule de mécomptes.

La récidive devra toutefois inspirer de graves soupçons au chirurgien sur la nature d'une tumeur dont les autres signes sont confus ou dont les antécédents échappent à son observation. Mais pour bien juger de sa valeur à ce sujet, il faut en connaître toutes les particularités.

La substance anormale qui a disparu sous l'instrument de l'opérateur peut se reproduire , comme après la chute par gangrène , dans son siége primitif, dans un lieu voisin, dans une partie éloignée.

La reproduction dans le siége primitif est sans doute la plus commune ; mais si l'on fait la part des opérations incomplètes dans lesquelles le chirurgien a laissé dans la plaie, sans le savoir ou par impossibilité de faire autrement, ou par une confiance illimitée dans la puissance de la nature, quelques débris de la substance hétéromorphe , le nombre des récidives sur place, dues à la seule influence de l'affection générale, se trouve con-

(1) Boyer. Ouv. cit., t. II, p. 711.

sidérablement réduit. D'après M. Roux, cette raison
suffirait pour les expliquer toutes (1); mais c'est une
exagération que dément la pratique de chaque jour.

La récidive dans les lieux voisins, indépendamment
de toute communication avec le foyer primitif, de tout
transport matériel, a lieu à des distances variables,
généralement dans les ganglions lymphatiques, et je
renvoie, pour ce qui la concerne, à ce que j'ai dit de
leur engorgement. Pour les organes éloignés, il ne faut
pas confondre une récidive avec des dépôts existant
déjà auxquels l'opération semble donner une activité
inaccoutumée. Elle est unique ou plus souvent multiple; quelques organ. s semblent avoir une aptitude particulière à devenir consécutivement le siége de ces
altérations : ce sont les viscères internes et les os.
Mais il ne paraît pas que les sympathies physiologiques ou pathologiques qui lient certaines parties jouent
ici un rôle quelconque. Il n'y a pas non plus de relation absolue entre la forme du produit enlevé et celui
qui se forme plus tard. Le plus souvent même un cancer mou succède à un cancer dur.

Le temps que la reproduction met à s'opérer est variable : elle peut certainement manquer, quoi qu'en ait
dit Boyer. L'extrême prolongation de la vie, après certaines opérations, équivaut à une immunité complète.
Sans insister sur des termes peu ordinaires, on peut
dire que 20, 15, 10, 5 années même, constituent un

(1) Roux. *Quelques remarques générales sur le cancer, dans
les œuvres de Desault,* t. III, et *Bulletin de l'Acad. de méd.,*
t. IX, p. 393 et suiv.

bénéfice satisfaisant. Mais il est malheureusement plus commun de la voir s'effectuer plus tôt, sans que pour cela elle présente un mode un peu fixe ; parfois même la plaie n'est pas cicatrisée que des fongosités saignantes, une induration de mauvais augure s'emparent de ses bords, de son fond, et indiquent la reprise du travail pathologique (1). — Le nombre des reproductions successives est curieux à consulter et souvent instructif. Elles ont lieu 2, 3, 4 fois et plus chez certains individus ; et bien que, d'après une observation générale, l'époque des retours se rapproche de plus en plus, Sabatier, Lacombe, Roux en ont vu jouir des bienfaits du traitement, seulement après une troisième, une quatrième, une cinquième opération. — Enfin, on ne doit pas ignorer que certaines dispositions intimes (cancers mous et vasculaires, diffus, à marche rapide), le siége

_____

(1) Si je discutais à fond la question de la récidive, j'aurais à rechercher la valeur des résultats publiés par M. Leroy d'Etiolles (*op. cit.*). Je pourrais rapporter des cas nombreux empruntés à la pratique de M. le professeur Bouisson, dans lesquels la récidive n'a eu lieu qu'au bout de 3, 4 ans, ou ne s'est pas effectuée après des opérations qui datent de 7 ans ou moins. Ils prouveraient, aussi bien que ceux auxquels je fais allusion dans ce passage, qu'en présence d'une maladie dont la terminaison, toujours fatale, est généralement très-rapprochée, un moyen qui permet aux malheureux qui en sont atteints de se soustraire, même momentanément, à ses effets délétères, ne mérite pas une interdiction aussi absolue que l'ont prononcée certains auteurs, et à laquelle, en fin de compte ils sont aussi peu empressés de se soumettre que leurs adversaires.

(testicule), l'âge (enfance), le sexe (femmes), semblent
favoriser cette tendance de l'affection à la repullulation.
— J'ai le regret de ne pas creuser davantage ce grand
problème de la récidive du cancer ; je n'en puis montrer
qu'un côté, et, je dois le dire, le côté le moins utile
peut-être ; je crois cependant en avoir assez dit pour en
faire sentir tout l'intérêt et l'immense portée, et, quant
à ce qui concerne plus spécialement mon sujet, pour
montrer quels services on peut en retirer dans une circonstance embarrassante.

CHAPITRE III.

DES CAUSES DU CANCER.

Quand on a parcouru la banale série des causes qui
ont paru aux divers auteurs contenir la raison suffisante du cancer, on reste bien convaincu que l'étiologie
de cette affection est encore à faire. Mon intention
était donc de les passer sous silence ; mais il m'a paru
peu convenable de laisser dans un dédaigneux oubli des
travaux, peu fructueux sans doute, mais après tout
estimables. Je me contenterai seulement de glisser sur
cette interminable nomenclature de causes occasionnelles, auxquelles presque tous nos contemporains refusent la moindre valeur, mais qu'ils craindraient de
ne pas rapporter avec soin, et je dirai avec Scarpa :
« Que la cause efficiente du cancer ne dérive d'aucune
autre source que d'une élaboration interne, à laquelle
tout individu est plus ou moins ou pas du tout pré-

disposé, quoiqu'il se trouve exposé aux mêmes causes occasionnelles (1). »

La question se trouve donc réduite à rechercher l'origine de cette prédisposition, ou les circonstances au milieu desquelles elle peut naître, et les caractères qui pourraient servir à la distinguer. En première ligne, se présente l'Hérédité. Très-douteuse pour Bayle et Cayol (2), la transmission héréditaire de l'affection cancéreuse est cependant considérée, par presque tous les auteurs du jour, comme réelle ; mais par beaucoup avec de telles restrictions, qu'on ne saurait y voir une conviction bien établie dans leur esprit. Si je m'en rapportais exclusivement aux observations que j'ai pu recueillir moi-même, j'avoue que mon embarras serait grand ; j'ai à peine trouvé deux ou trois malades, sur plus de 60, qui aient pu me donner à ce sujet plus que de vagues renseignements. D'autres ont été plus heureux, et il ne manque pas de faits où l'on voit, d'une manière positive, des affections cancéreuses développées chez des individus nés de parents qui en avaient été atteints, ou plusieurs membres d'une même famille présenter chacun les mêmes lésions. En somme, l'influence de l'hérédité parait vraie, mais très-restreinte. Bayle et Cayol font observer que, sur sept individus qui meurent chaque année à Paris après l'âge de 20 ans, il y en a toujours un, au moins, qui succombe à une maladie cancéreuse, et rien n'indique une

(1) Scarpa. *Loc. cit.*, t. II, p. 229.
(2) Bayle et Cayol. *Ouv. cit.*, p. 563.

augmentation progressive dans le nombre des personnes
affectées (1).

L'âge, la constitution, le tempérament, ne sont pas
par eux-mêmes des causes de maladies, mais ils forment des conditions favorables au développement de
la prédisposition. En ce qui concerne la prédisposition au
cancer, l'âge seul a une importance considérable. On n'i-
gnore plus aujourd'hui qu'il est des exemples prouvant la
possibilité de son apparition à toutes les époques de la
vie. Mais sa période de prédilection est de 40 à 60 ans.
On doit noter que l'âge a une influence marquée surtout
sur le siége de la lésion organique. Ainsi le cancer de
l'œil est plus fréquent chez les enfants, celui du testicule, chez les jeunes gens et les adultes ; celui des os,
chez ces derniers. Mais d'une manière générale, c'est
une affection de l'âge de retour. A l'Hôtel-Dieu St-
Eloi, la salle des militaires, entièrement réservée à
des sujets jeunes ne nous en a offert, dans l'espace
de trois ans, que deux cas (et encore l'un deux ap-
partenait à un gendarme déjà vieux, l'autre était un
sarcocèle chez un soldat de 25 ans), tandis que la salle
des civils en présentait plus de 40 et presque tous chez
des hommes faits ou commençant à vieillir. Rouzet est
le seul auteur qui conteste la vérité de l'opinion qui
attribue une plus grande fréquence au cancer chez la
femme que chez l'homme (2). Contrairement à l'opinion
reçue, un régime trop substantiel, excitant, l'habita-

(1) *Ibid*.
(2) Rouzet. Ouv. cit., p. 256.

tion des grandes villes, sont indiqués par **M. Marc** d'Espine(1), comme facilitant la disposition à cette maladie. Les affections morales ne m'ont jamais paru avoir agi dans le même sens. Les saisons chaudes activent la marche de ces lésions organiques. L'action des climats est ignorée.

On ne connaît rien touchant les professions. Ce n'est que par suite d'une confusion provenant de la ressemblance de quelques caractères physiques dans les produits morbides qu'on a admis l'influence de la syphilis, de l'affection scrofuleuse sur l'apparition du cancer. Le carcinome de l'utérus n'est pas plus commun chez les filles publiques que chez les autres femmes et bien qu'on trouve des tubercules chez les cancéreux, les phthisiques présentent rarement d'autres produits hétéromorphes que ceux dont le développement leur est si fatal.

L'existence d'une prédisposition pourrait-elle être ébranlée par l'admission d'une cause plus évidente et plus directement appréciable? J'ai déjà, avec Scarpa,

(1) Marc d'Espine. *Influence de l'aisance et de la misère sur la mortalité.* Annales d'hygiène, t. XXXVIII, p. 53. On comprend qu'ayant observé dans un hôpital, je ne puis ni combattre ni confirmer les résultats obtenus par ce médecin, avec les seuls matériaux qui m'appartiennent. Mais je dois dire que la plus grande partie des cancéreux qui viennent à l'Hôtel-Dieu St-Eloi de Montpellier, descendent des montagnes du Gard, de l'Aveyron, de la Lozère et de l'Ardêche où les conditions hygiéniques sont bien moins favorables que dans les plaines qui s'étendent vers la Méditerranée. Il n'est question ici que des cancers externes.

écarté tout ce qui peut se rapporter aux causes physiques ; reste l'idée de la contagion, qui n'est pas nouvelle dans la science et qui semble avoir, dans ces derniers temps, repris quelque faveur. Mais l'expérience
de Langenbeck , tentée sans succès par J. Vogel et
Valentin (1) , n'a aucune valeur aux yeux de M. Le-
bert, bien qu'il l'ait heureusement renouvelée (2). La
théorie de Klencke qui considère les cellules cancéreuses comme des organismes indépendants qui, s'intro-
duisant dans le corps vivant, ont la propriété de s'y
développer et d'y engendrer des cancers, repose sur
deux hypothèses et se trouve en désaccord avec l'observation générale (3). Je n'ai pas à reproduire les
autres motifs invoqués pour soutenir la propriété
contagieuse de ce produit morbide. Ils ont depuis long
temps perdu tout crédit.

Cette prédisposition, nécessaire pour expliquer le
développement de la maladie, et dont la diathèse n'est
que l'exagération et le dernier terme , à quels signes
la reconnaître et comment peut-elle servir au diagnostic ? Dans l'état actuel de la science , la réponse est
peu satisfaisante. La diathèse cancéreuse n'a point par
elle-même , indépendamment de son expression locale , de traits saillants extérieurs. Son existence est le
fait du raisonnement (4). Il faut donc recourir aux con-

---

(1) J. Vogel. *Anat. path. gén.,* trad. par A.-J.-L. Jourdan.
Paris 1847, p. 283.

(2) Lébert. Ouv. cit., p. 135.

(3) J. Vogel. *Loc. cit.,* p. 282.

(4) Bouisson. *Leçons cliniques,* 2 février 1850.

ditions qui ont paru les plus propres à faciliter son développement. L'hérédité, jointe à l'absence des causes sensibles, doit être prise en considération ; l'âge, le sexe, pour ce qui regarde le cancer de certains organes, donneront aussi quelques présomptions favorables.

CHAPITRE IV.

ANATOMIE ET PHYSIOLOGIE PATHOLOGIQUES DU CANCER.

Si l'on voulait tenir rigoureusement compte de toutes les variétés d'aspect, de consistance, de coloration, de tous les accidents de nutrition que peuvent présenter les tumeurs cancéreuses, on serait conduit à ériger chacune d'elles en espèce particulière et à multiplier les noms à l'infini. C'est là ce qu'ont fait un grand nombre d'auteurs et ce qui rend la lecture de leurs ouvrages aussi pénible que peu profitable. Il faut donc rechercher ce qu'il y a de commun, d'essentiel dans toutes ces formes, et fixer un caractère fondamental autour duquel viennent se grouper les nuances, et qui facilite, dans les cas douteux, leur détermination. Ce caractère fondamental existe en effet, et nous le trouvons dans un élément particulier dont la découverte est une des récentes conquêtes de l'anatomie microscopique. Avant d'en exposer l'histoire, il convient de tracer rapidement la description des principales variétés de structure, qui, par leur fréquence plus grande et leur disposition plus constante, permettent souvent de reconnaître la nature intime du produit, d'après la seule inspection de leurs caractères physiques. Mais il est bien entendu que ce sont des formes accidentelles et non des genres ou des espèces, dans le sens que la botanique ou la zoologie attachent à ces mots.

§ I. Des variétés du tissu cancéreux.

Le tissu cancéreux consiste essentiellement en une trame fibreuse et une matière pulpeuse dont les dispositions respectives, la prédominance relative, le mélange avec d'autres éléments constituent les formes suivantes.

1° Le *squirrhe* est un tissu dur, criant sous le scalpel, présentant à la coupe une surface unie d'un blanc bleuâtre translucide, et laissant suinter, par la pression, un liquide comparé par Scarpa à un vernis, (1) un peu jaunâtre, trouble, lactescent, qui s'émulsionne dans l'eau. L'examen le plus superficiel y fait reconnaître deux substances : l'une homogène blanche, semblable à la couenne du lard ; l'autre, fibreuse, d'un blanc mat un peu grisâtre. Le nombre, l'arrangement des colonnes fibreuses entraînent des différences que les auteurs ont soigneusement notées, et alors le cancer est dit *raphanoïde*, *napiforme*, suivant que des bandes de tissus fibreux s'irradient d'un point central en se prolongeant jusqu'à la circonférence et au-delà ; *aréolaire*, *alvéolaire*, suivant que des loges plus ou moins régulièrement circonscrites reçoivent la matière

(1) Scarpa. *Loc. cit.*, T. II, p. 215.

homogène, etc., etc. La prédominance du tissu fibreux est la cause la plus commune de la dureté du squirrhe, mais non pas la seule. M. Courty a trouvé, et j'ai moi-même vu des cancers très-durs où ce tissu entrait en si petite quantité qu'il était presque imperceptible au microscope. La consistance de la masse tenait alors à la condensation de la matière homogène (1). Ch. Bell a vu dans le rapprochement de ces éléments, non-seulement un rapport de coexistence et de structure, mais de procréation et d'évolution. Considérant que les bandes fibreuses se prolongent au-delà du sein du produit morbide et paraissent ainsi dans les tissus voisins avant la substance pulpeuse, il a regardé les premières comme l'organe qui sécrète l'autre, et a vivement recommandé l'extirpation de ces prolongements dans les cas d'ablation des cancers. Si la théorie est vicieuse, le conseil est bon et mérite d'être suivi.

2° *Le tissu encéphaloïde* est élastique, beaucoup moins dur que le précédent ; mais entre un encéphaloïde type et un cancer dur, il existe une foule de degrés intermédiaires qu'il est impossible de reproduire fidèlement dans une description. Il ne faut pas croire que ce soient des degrés de développement. Le cancer mou est tel dès l'origine. C'est une forme d'emblée comme la première ; facile à diviser, d'un blanc laiteux, légèrement rosé, friable, donnant à la pression un liquide très-abondant, il offre, non pas une coupe nette,

_____

(1) Courty. *Compte-rendu de la clinique chirurg.*, Montp., 1851, p. 90.

mais une surface boursouflée. Sa trame fibreuse est très-fine, délicate, souvent visible, mais plus souvent encore inappréciable ; la substance blanche est quelquefois entremêlée de stries jaunâtres ou uniformément recouverte d'une suffusion de même couleur. La comparaison avec la substance du cerveau qu'indique son nom est assez exacte ; la vascularité prononcée dont elle jouit la rend encore plus fidèle.

3º Quand j'indique une forme *colloïde* de cancer, je ne prétends pas y comprendre tous les amas de matière gélatiniforme, tremblotante, demi-transparente, un peu grisâtre, qu'on peut trouver dans différentes tumeurs et dans une foule de lésions de nature bénigne. Il s'agit ici d'une combinaison de cette substance avec l'élément cancéreux. On rencontre, en effet, des masses dans lesquelles ces caractères sont très-apparents ; mais on voit dans un ou plusieurs points, le tissu perdre son homogénéité, sa transparence, sa consistance ; on suit le mélange des deux substances presque à l'œil nu ; on distingue souvent une trame fibreuse très-finement et régulièrement disposée, dispositions physiques dont le microscope dévoile, plus tard, la raison d'être. C'est le *carcinoma alveolare* de Muller, le *cancer aréolaire pultacé* de M. Cruveilher. Il n'est pas douteux que cette forme n'ait passé plus d'une fois pour la période de ramollissement du squirrhe (1).

4º On peut appliquer les mêmes considérations au *cancer mélané*. On sait que Laënnec avait compris au-

(1) Voy. Vidal. *Traité de pathol. chir.*, t. IV, p. 447.

trement la nature de ce tissu ; d'après lui, la mélanose
était un tissu accidentel hétérologue comme le squirrhe et constituait une espèce particulière de cancer ;
mais la plupart des auteurs contemporains ont rejeté
cette manière de voir. La mélanose est un produit homologue ; en cette qualité, ce n'est pas une des lésions
organiques développées sous l'influence de la diathèse
cancéreuse ; mais on trouve des tumeurs de cette nature, noires ou brunes, qui, à toutes les époques de leur
développement, contiennent l'élément pigmentaire ;
elles ont pour siége certains organes où cet élément se
développe à l'état normal. C'est là une sorte d'accident ;
la nature même de la formation nouvelle ne change pas,
mais l'aspect en est fortement modifié : la couleur est
terne, ordinairement brune ou rousse, moins souvent
franchement noire ; le suc qu'on en exprime, assez abondant, présente les mêmes qualités.

5º L'exagération de la vascularité donne lieu à une
cinquième forme très-remarquable par les abondantes
hémorragies dont elle est intérieurement le siége, ou
qui ont lieu à l'extérieur une fois l'ulcération établie.
A combien de confusions a donné lieu celle-ci ? C'est ce
qu'on ne saurait croire si la nomenclature n'en était
une preuve éclatante ; car c'est à elle que se rapportent
ces dénominations de *fongus hœmatode*, de *tumeur fon-
goïde, de spongoïd inflammation,* etc, etc. Ce qui caractérise surtout cette variété, c'est l'uniformité de la
distribution des vaisseaux ; nous verrons plus tard que
ces organes se trouvent dans toutes les autres ; mais
l'arrangement n'est pas le même et le nombre est moins
considérable.   6

§ II. DE L'ORGANISATION DU TISSU CANCÉREUX.

Ces différences, ces distinctions s'effacent quand on pénètre à fond la composition intime des formes qu'elles caractérisent. Les éléments qui les composent sont multiples; on y en distingue de communs qui ne diffèrent en rien de ceux qu'on peut trouver à l'état normal ou dans d'autres créations pathologiques : fibres, vaisseaux, globules granuleux, substance amorphe, matière grasse: etc., etc., et un élément propre, *sui generis*, ce sont les cellules cancéreuses, dont j'ai déjà fait mention. C'est par elles que je commencerai cette analyse anatomique.

A. *Cellule cancéreuse.* I. Dans un cancer bien développé, ou plutôt dans une tumeur qui a offert tous les caractères cliniques déjà énumérés, et dont la nature ne saurait être douteuse, l'examen microscopique fait reconnaître une foule de petits globules dont les formes sont si multiples, l'arrangement si diversifié et les altérations si nombreuses, qu'ils semblent échapper à toute description et être dépourvus de toute signification précise. Malgré ces difficultés, il n'est pas impossible de tracer les dispositions qui servent à les caractériser et qui empêchent de les confondre avec aucune autre des formes élémentaires qu'on observe dans les tissus normaux ou pathologiqnes.

Un globule cancéreux bien développé offre une membrane d'enveloppe, un noyau et des nuécoles. L'enveloppe a, en moyenne, $0^{mm}, 025$ elle descend à 0^{mm}, 0175 et même à 0^{mm}, 015 elle s'élève à 0^{mm}, 03 et même 0^{mm}, 04 ; mais ces extrêmes sont rares ; ordinairement sphéroïde, un peu aplatie, elle s'allonge souvent en ovale, en fuseau ; une de ses extrémités s'effile et se prolonge en forme de queue (cellules à queue, *rameuses* de J. Vogel (1). Ses contours sont pâles, fins, à peine sensibles, et font, par contraste, ressortir ceux du noyau, plus nettement accusés. Des granulations moléculaires multipliées en remplissent l'intérieur, et servent à la rendre un peu plus apparente. Mais elles ne suffisent pas toujours, et alors c'est par l'adossement des cellules voisines qu'on peut reconnaître son existence. Ternes et sans caractère particulier, ces granules peuvent être remplacés par des globulins pigmentaires qui détruisent la transparence et dérobent même à l'œil le noyau et le nucléole (*cancer mélané*). Enfin, la membrane d'enveloppe peut complétement manquer, et cela non pas seulement dans un petit nombre de cellules ; on rencontre parfois des masses cancéreuses entières, dans lesquelles l'élément microscopique se trouve presque totalement dépourvu de cette partie.

Le noyau est un peu moins volumineux : ses dimensions moyennes sont de 0^{mm}, 01 à 0^{mm}, 015 ; assez souvent, 0^{mm}, 02 ; plus rarement, 0^{mm}, 0075. Il est rond dans sa période initiale ; plus tard, il est plus particulièrement ovoïde ou eliptique ; plus épais que la cellule, il fixe tout d'abord l'attention et semble exister seul. Il faut

---

(1) Vogel. *Loc. cit.*, p. 268.

un peu plus de temps pour reconnaître les contours de l'enveloppe. Il en remplit plus de la moitié et
près des deux tiers. Sa position est excentrique.

Dès ce moment je dois faire remarquer, comme particuliers à ce globule, la *multiformité* de l'enveloppe,
le grand volume du noyau, qui la remplit presque
en entier, et sa position excentrique. Ces caractères,
bien évidents, ne permettent pas de confusion avec
des globules purulents, inflammatoires, fibro-plastiques ou épidermiques.

Le nucléole, presque toujours bien marqué, est
grand, terne, et bien plus volumineux qu'on ne le
rencontre dans aucune autre espèce de cellule; il y en
a ordinairement deux, trois, souvent un seul. Quand
le noyau est bien développé, il acquiert aussi de plus
grandes dimensions, et alors il présente dans son intérieur une granulation dont la nature est encore indéterminée. Il a en moyenne $0^{mm}, 0025$ à $0^{mm}, 0033$;
quelquefois, $0^{mm}, 004$.

Telle est la cellule type. Mais, à côté de celle-ci,
on voit des formes plus complexes; ainsi, on rencontre dans une seule membrane d'enveloppe un plus ou
moins grand nombre de noyaux bien caractérisés, 5,
10, 20; quelquefois même à côté de ces noyaux se
trouvent des cellules complètes; c'est là ce qu'on désigne sous le nom de *cellules-mères*. M. Lébert signale
encore les *cellules concentriques*, dans lesquelles on
voit une membrane d'enveloppe se surajouter à une autre,
ou trois, quatre de ces membranes, se superposer de

manière à donner au globule une épaisseur considérable et une apparence lamelleuse.

Les rapports des cellules entr'elles ne sont pas moins
curieux à étudier, ni moins utiles à connaître. Telle
est l'importance qu'y attache J. Vogel, qu'il n'attribue
de caractères particuliers qu'à leur groupement, ceux
d'une cellule isolée n'étant pas, d'après lui, suffisants
pour permettre de se prononcer sur la nature d'une
tumeur dont elle a été retirée (1). Parfois isolées, na-
geant dans un liquide incolore, elles sont d'autres fois rapprochées en nombre considérable, de manière à représenter de vastes cellules-mères qui, pressées les unes
contre les autres, se déforment légèrement ; de la réu-
nion de ces groupes primitifs, résultent des groupes
secondaires qui offrent une disposition analogue. Les
intervalles qu'ils laissent entre eux, sont remplis par le
blastème et du tissu fibreux qui semble leur former
une sorte de zone plus ou moins épaisse. Les masses,
ainsi constituées, offrent, à la coupe, un aspect grenu
qui permet, à première vue, de reconnaître le produit
examiné (2).

Les différences, d'abord établies entre les cellules-
types des diverses variétés du cancer, ne sont ni assez
constantes ni assez considérables pour que je m'ar-

_____

(1) Vogel. *Ouv. cit.*, p. 269.
(2) Cette description, très-fidèle, est empruntée à l'ouvrage de
M. Courty *(Compte-rendu de la clinique chirurgicale,* p. 89).
J'ai pu vérifier par moi-même ces dispositions remarquables,
grâce à l'obligeance avec laquelle il s'est prêté aux recherches
qu'a nécessitées mon travail.

rète à les décrire. Elles ont, du reste, bien peu de valeur aux yeux de M. Lébert, puisqu'après en avoir rapidement indiqué quelques-unes dans sa *Physiologie pathologique*, il les passe sous silence dans son *Traité ex professo* sur le cancer.

Pour rendre l'exposition que je viens de faire plus complète et plus fructueuse, une nouvelle série de recherches est nécessaire. Si tous les observateurs n'ont pu jusqu'ici s'accorder et tirer des conclusions identiques de découvertes analogues, si des dénégations et des répugnances ont accueilli l'analyse microscopique du cancer, il ne faut s'en prendre qu'à l'imperfection de cette même analyse et aux nombreuses lacunes qu'elle présentait d'abord. Si l'on s'en rapportait aux seules dispositions cellulaires dont la description vient d'être donnée, nul doute que la pratique ne vînt à chaque instant heurter les affirmations de l'anatomie pathologique. Un progrès restait donc à accomplir, et ne l'est pas encore entièrement. Déterminer l'origine et l'évolution des cellules cancéreuses, leurs modifications successives et leurs altérations, voilà une nouvelle carrière ouverte aux investigations de l'histologie pathologique. Tout n'est pas à faire pourtant aujourd'hui, et je puis consigner quelques résultats obtenus par de laborieuses recherches.

II. La forme primitive des cellules est encore peu connue ; mais il paraît certain qu'à un degré peu avancé de leur développement, elles sont dépourvues de la membrane d'enveloppe et réduites au noyau qui, lui-même, a un volume moindre, puisqu'il ne dépasse pas

0 ^{mm}, 006 ou 0 ^{mm}, 005 ; il ne contient pas de nucléole.
On comprend que cette forme, en quelque sorte à
peine ébauchée, puisse échapper à l'observation quand
elle se trouve mêlée et confondue avec des cellules
plus compliquées ; mais quand on la trouve presque
seule dans des masses cancéreuses considérables, ou
qu'on ne la voit coïncider qu'avec un fort petit nombre
des autres ; quand on la rencontre surtout dans les tumeurs dont les caractères cliniques sont les moins douteux, dans des encéphaloïdes très-développés, mous,
presque diffluents et arrivés en peu de temps à des
proportions considérables, pendant que les signes généraux acquièrent une intensité alarmante, on ne saurait s'empêcher de la considérer comme une phase de
leur développement, auquel la rapidité et l'énergie du
travail pathologique semblent n'avoir pas permis d'atteindre la perfection (1). Il m'est arrivé, en outre,
de surprendre en quelque sorte, la transition de cet état
primitif à l'état de développement complet. J'ai vu autour de ces petits noyaux une cellule en voie de formation,
mais si transparente qu'on pouvait à peine en distinguer
la paroi de celle du contenu. Quelquefois celui-ci se
trouvait si excentriquement placé que le contour de la

_____

(1) Ces détails sont encore tirés des leçons cliniques de
M. Courty, et je me suis assuré par moi-même de leur
exactitude. Ils m'étaient connus depuis plus de 18 mois, et
je les ai retrouvés dernièrement dans le récent ouvrage de
M. Lébert, qui ne les avait pas consignés dans son *Traité
de physiologie pathologique*, et à qui ils avaient d'abord
échappé.

cellule se confondait d'un côté entièrement avec celui du noyau , tandis que de l'autre il existait entre les deux un'intervalle assez grand, ce qui donnait à la membrane d'enveloppe l'apparence d'une portion sur-ajoutée.

III. Arrivés au degré le plus complet de leur développement, ces cellules subissent des altérations variées qui rendraient les caractères du tissu qu'elles composent confus et méconnaissables, si, à côté de celles qui ont éprouvé les dégradations les plus profondes , on en découvrait d'autres moins déformées ou même entièrement intactes. Les granules s'infiltrent dans le nucléole , le noyau et l'enveloppe même, auxquels ils se substituent peu à peu en formant un amas granuleux sans contours réguliers ; le contenu augmente de volume , s'adosse au contenant dont il accroît l'épaisseur et détruit ainsi la transparence ; les liquides ambiants, moins denses que la substance renfermée dans les cellules, y pénètrent par voie d'endosmose et déterminent des soulèvements partiels, ampullaires ; en même temps que les granules, des vésicules graisseuses s'y introduisent et leur donnent un aspect opalisant particulier , très-commun dans les cancers graisseux ; enfin , une sorte d'atrophie s'empare de toutes les parties du globule qui se racornit, se rapetisse et perd son noyau, ainsi qu'on le voit dans les carcinomes atrophiques. Ces diverses altérations , désignées sous le nom de *diffluence*, d'*épaississement des parois,* de *diffusion,* d'*infiltration granuleuse et graisseuse*, et la dernière, qu'on peut considérer comme l'extrême degré du développement des cellules , sous

celui de *desséchement*, ne sont pas les seules sans
doute : il est réservé à des recherches ultérieures d'en
faire connaître d'autres. Il faut qu'on soit bien prévenu
de ces *desiderata* de l'analyse microscopique, afin
qu'on ne l'accuse pas d'impuissance ou d'inutilité.

B. *Éléments communs.* — 1º L'élément fibreux se
rencontre en grande abondance dans les cancers durs
sans y être constant toutefois et sans être entièrement
étranger aux cancers mous. Fourni par l'organe, par
le blastème cancéreux, mais jamais par les cellules,
il affecte des dispositions presque toujours appréciables
à l'œil nu et sur lesquelles j'ai déjà dit quelques
mots. Rigides ou flexueuses, les fibres ne dépassent
guères $0^{mm},0012$ de largeur, leurs contours peuvent
être plus nets et plus fortement accentués. Elles sont
en réseaux, ou bien entrecroisées de manière à former
des vacuoles où se logent les cellules ; à l'état d'isolement, elles forment des amas tout à fait distincts et
sans mélange d'aucun élément étranger. Dans les cancers les plus durs, on en trouve d'autres plus fortes,
élastiques, dont la largeur est double et qui sont souvent ramifiées. Elles produisent cette rétraction si
fréquente et si caractéristique du mamelon dans le
carcinome du sein et peut-être aussi ces dépressions
consécutives qui se montrent sur la peau quand un
cancer profond vient à l'atteindre, soit qu'elles agissent
activement, soit qu'elles fixent simplement les parties
auxquelles elles adhèrent, pendant que, dans les alen-
tours, un dépôt nouveau de substance hétéromorphe
détermine un accroissement de volume.

2º Des globules allongés, fusiformes, contenant un noyau plat, elliptique et étroit, entrent dans la composition du cancer. On les trouve surtout dans celui des os, du périoste. Leur abondance peut être telle qu'ils surpassent en quantité les éléments propres, et l'altération de ceux-ci peut aller jusqu'au-delà d'une ressemblance approximative avec eux ; double source d'erreurs qu'il est bien souvent difficile de pouvoir éviter.

3º La graisse se présente dans les cancers en granules, en vésicules, à l'état de cholestérine, etc. Abondante et également répartie en dehors des globules, elle donne à la surface d'une masse cancéreuse divisée, quelque chose d'onctueux ; infiltrée dans les cellules, elle produit une forme particulière désignée par M. Lébert sous le nom de *phytamoïde* (φῦμα, tubercule ; qui ressemble au tubercule). Quand il s'y joint une matière colorante jaune particulière, appelée *xanthose* par le même auteur, les cellules prennent une couleur opaline et la masse un aspect jaune terne. J'ai rencontré des cancers où elle se présentait sous forme de stries, de lignes tortueuses et irrégulières sillonnant le tissu morbide en tous sens et d'autres où elle était agglomérée de manière à former des noyaux du volume d'une noisette ou moins, simulant très-bien de petites masses tuberculeuses. Mais le microscope y fait reconnaître des cellules cancéreuses altérées ou typiques mélangées avec la graisse (1).

(1) Ces dispositions existaient d'une manière bien tranchée dans deux cancers du testicule, dont M. le professeur Bouisson

4° Le pigment mélanique a déjà été étudié dans ses rapports avec les cellules cancéreuses.

5° La substance gélatiniforme, se trouve parfois dans l'économie à l'état d'isolement et j'en ai déjà rapidement indiqué les principaux traits. Elle entre aussi dans la composition de tissus pathologiques divers. Associée au cancer, tantôt elle conserve sa dispositon normale dans laquelle on voit quelques fibres finement réticulées entourer une matière amorphe, renfermant des granules sans type fixe, et les cellules cancéreuses se trouvent tassées dans une des portions de la masse ; tantôt ses mailles s'élargissent ou leurs intervalles s'agrandissent pour recevoir les globules qui sont ici plus ou moins altérés et généralement sous la forme de cellules mères.

6° Des globules granuleux d'inflammation, dans quelques cas rares des globules purulents le plus souvent déformés, des formes cristallines diverses et des concrétions minérales ou amorphes ; voilà autant de principes variables dans leur existence et dans leur proportion relative qui concourent à la formation de la masse morbide. Les concrétions calcaires sont assez rares, mais elles s'y rencontrent ; jamais elles n'affecteraient, d'après M. Lébert, une structure os-

---

pratiqua l'extirpation avec succès au mois de juin 1851. Il m'a paru nécessaire de l'indiquer ici avec quelque détail, parce que la lecture du mémoire de Scarpa m'a convaincu que cet éminent chirurgien avait compris sous le nom de *testicule scrofuleux*, plus d'un sarcocèle de ce genre. La nature des deux cas que j'indique n'était douteuse ni par les caractères cliniques, ni au microscope.

seuse véritable. On en cite pourtant quelques cas, et le vrai cartilage, sans y être commun, peut s'y développer.

7° On comprend aussi que les tissus, dans lesquels vient s'établir le cancer, doivent laisser des débris qu'il est toujours facile de reconnaître.

8° Avant de passer à l'étude d'un des éléments les plus importants du cancer, celle des vaisseaux, je dois indiquer l'existence d'une substance amorphe que Vogel considère comme le cystoblastème du cancer et son point de départ. Cette substance, peu abondante dans les cancers développés, précèderait toujours la formation des autres éléments, même de l'élément propre, et ne différerait en rien de celle qu'on trouve dans les tumeurs les plus diverses et les moins nuisibles à l'économie. Le fait lui-même et l'interprétation sont également contestés par M. Lébert. A toutes les époques du développement des tissus hétéromorphes, dans les masses les plus volumineuses, comme dans les plus exiguës, il a toujours rencontré des cellules cancéreuses ; en sorte que la transformation du blastème en globules serait immédiate (1).

C. *Vaisseaux*. 1° L'existence et le mode de distribution des vaisseaux intéressent de trop près l'organisation et les modifications successives des tumeurs cancéreuses, pour n'avoir pas attiré l'attention des anato-

(1) On peut rapprocher la théorie de Vogel de celle de John Hunter sur la formation des productions nouvelles, avec d'autant plus de raison que, d'après l'auteur allemand, la substance amorphe ne serait que la fibrine du sang épanché et coagulé sous l'influence de causes extérieures ou internes.

mo-pathologistes. Mais, jusqu'à ce jour, leurs opinions
n'offraient à ce sujet que peu de certitude. Ainsi, Scarpa
n'avait pu poursuivre des vaisseaux au-delà de la superficie du squirrhe ; jamais il n'en avait découvert
dans l'intérieur, et, comme d'après lui le squirrhe constituait seul le cancer, celui-ci passait pour en être dépourvu. En rapprochant l'encéphaloïde du squirrhe,
Laënnec et presque tous les médecins français ne refu-
saient plus au cancer en général la vascularité, mais ils
la déniaient à une classe particulière, ou du moins ils ne
l'y admettaient que par induction. Aujourd'hui des vaisseaux sont également reconnus dans toutes les formes du
carcinome. Muller, Cruveilher, Vogel, Lébert en ont
rencontré dans les plus dures: j'ai pu moi-même apercevoir, à l'œil nu, mais surtout à la loupe, dans des cas
de ce genre, un petit pointillé rouge peu sensible, mais
encore assez visible. C'est donc, quant à ce point, une
question de quantité relative. Si l'on n'avait pas attaché
à ces distinctions de squirrhe et d'encéphaloïde une importance vraiment fâcheuse, on aurait pu saisir, en
passant par une foule de degrés intermédiaires, depuis
les formes les plus dures jusqu'aux formes les plus
molles, l'accroissement de la vascularisation, soit dans
des masses séparées, soit dans la même tumeur (1).

_____

(1) Dans un énorme cancer de la joue ; enlevé par M. Chrestien, prof. ag., sur une jeune fille de 14 ans, cette disposition était excessivement remarquable : dans une portion très-dure, et comme cartilagineuse, on suivait à l'œil
nu de petites arborisations rouges, d'abord très-rares,
mais très-visibles, et on les voyait se multiplier dans d'au-

II. Ce point bien établi, reste à déterminer la nature
de ces vaisseaux. Il y a peu de temps qu'on a songé à
la préciser. Du moment que leur existence était évidente, il paraissait conforme aux lois physiologiques de
considérer l'appareil vasculaire du produit morbide
comme complet, car le mouvement nutritif ne devait
s'y opérer qu'à cette condition. Aussi l'expérience et les
conclusions de M. P. Bérard parurent-elles singulièrement paradoxales, en démontrant qu'on ne trouvait
dans les cancers que des artères, les veines s'arrêtant
à la surface ; on était conduit à admettre une espèce
de système circulatoire spécial indépendant de la circulation générale, analogue au système de la veine-
porte. Cette idée se trouve, en effet, consignée dans
la thèse de M. Lespinasses, qui la rapporte à son maî-
tre, M. Scrœder Van der Kolk (1); mais elle remonte
à Delpech qui, plus de 12 ans avant, avait véri-
fié cette disposition dans une masse cancéreuse, dont
il donne une description minutieuse (2). Cette théorie

tres lobules ou petites masses à peine adhérentes à la première, qui s'y trouvaient juxtaposées, et dont la consistance
suivait une progression inverse.

(1) Lespinasses. *Specimen anato.-patho. devasis novis pseu.
do-membranorum*, 1842, p. 33. Cité par M. Lébert, *Physiol.
path.*, p. 267, t. II.

(2) Mém. des hôpit. du Midi. *Mém. sur les produits morbides*, par le prof. Delpech. T. II, p. 284.

« Il fut aisé de vérifier que ces vaisseaux étaient disposés
à l'instar de la *veine-porte ;* ils avaient tous un tronc, et des
divisions opposées aux deux extrémités ; l'une des têtes, en

n'a point prévalu , et de nouvelles expériences ont permis de reconnaître que les veines et les capillaires ne sont pas plus étrangers que les artères à la composition des tumeurs carcinomateuses. M. Lenoir, Muëller, M. Lébert, surtout dans son récent ouvrage, ont entouré cette démonstration d'un luxe de preuves qui ne permettent pas le doute.

Ces vaisseaux donnent aux apparences physiques certains caractères déjà indiqués. La proportion relative des uns et des autres , leur nombre et leur mode de distribution varient à l'infini. Tantôt plus spécialement veineux (observat. de Delpech), tantôt plus évidemment artériels (fait de M. P. Bérard), ils se trouvent aussi en quantité équivalente ; enfin , ramifiés , entremêlés en réseaux capillaires ténus et plus ou moins réguliers , ils peuvent donner le change et rendre souvent impossible au praticien la détermination précise du produit accidentel qui les contient , s'il n'a recours qu'aux moyens ordinaires d'analyse. Plus multipliés dans les tumeurs molles ou dans les points moins consistants des tumeurs dures, ils affectent dans l'intérieur du tissu nouveau une direction parallèle, divergente ou tout à fait irrégulière. Tous les auteurs s'accordent en ce qui concerne les vaisseaux lymphatiques et les nerfs ; les plus minutieuses dissections et les in-

---

général, était tournée vers l'extérieur, l'autre vers l'intérieur. On pouvait remarquer que cette quantité prodigieuse de vaisseaux ne contenait que du sang noir. » Cette observation infirmerait la valeur des conclusions de M. Bérard et de M. Scrœder, touchant la nature des vaisseaux du cancer.

jeclions les plus délicates n'ont pu en faire découvrir.

Cette analyse que je viens d'opérer avec le secours de l'anatomie et du microscope, la nature l'effectue parfois elle-même ; tous ces éléments sont dans certaines tumeurs dissociés et seulement agglomérés en masses distinctes, mais parfaitement reconnaissables aux caractères particuliers de leur composition. C'est là ce que Lobstein a décrit sous le nom de *tumeurs dissimilaires* (1). Ainsi, dans certaines masses rétropéritonéales, il a trouvé, à côté d'une partie rosée, une partie blanche, ou couleur de corne et transparente ; tout auprès, un faisceau de vaisseaux sanguins semblable à une longue mèche de cheveux ; plus loin une bouillie d'un gris jaunâtre ou un tissu graisseux d'un jaune clair plus dense qu'à l'ordinaire..... Ces substances étaient bien distinctes de manière à former chacune un lobe ou un mamelon ou confondus en une masse homogène. Bayle et Cayol, Rouzet ont rapporté des faits analogues ; on peut trouver à la fois dans ces tumeurs les diverses formes déjà mentionnées et rien n'indique mieux la minime importance qu'au fond il convient de leur attribuer.

§. III. CARACTÈRES CHIMIQUES DU CANCER.

La recherche des éléments chimiques qui entrent dans la constitution de cette production nouvelle est encore peu avancée, et nos connaissances actuelles se réduisent à la notion de quelques-uns de ces principes

(1) Lobstein. *Anat. path.*, t. I, p. 452

immédiats , qu'on rencontre dans toutes les parties organiques, et dont le nombre et la quantité relative ne
sont pas encore bien déterminés. On peut consulter à
ce sujet l'ouvrage de M. Lhéritier (1), et les résultats
consignés dans la clinique de M. Heyfelder, par MM. de
Bibra et Gorup. Bien qu'on nous ait appris quelque
chose de moins vague que ce que Lobstein résumait en
ces termes : « L'encéphaloïde au premier degré est
plus riche en gélatine, tandis que celui du second renferme plus d'albumine (2) » , il existe encore trop
d'incertitude sur ce sujet pour y consacrer de longs développements. Vogel (3) a fait cette observation judicieuse , que toutes les analyses entreprises jusqu'ici
sont radicalement frappées de nullité, puisqu'on n'a pas
eu le soin de séparer ce qui est commun de ce qui est
spécial ; il est certain qu'en vertu de sa composition
mixte , on doit trouver dans ce produit une foule d'é-
léments communs, qui dérobent aux recherches ce
qu'il peut y avoir de particulier. Il faudrait donc débarrasser les cellules cancéreuses des vaisseaux , des
fibres, de la graisse, pour arriver , s'il est possible, à
un résultat satisfaisant.

§ IV. Origine et développement du tissu cancéreux.

Après avoir examiné les tumeurs cancéreuses et

(1) Lhéritier. *Ouv. cit.* p. 683 et 687.
(2) Lobstein., t. I. P. 426.
(3) J. Vogel. *Ouv. Cit.* P. 287.

7

leurs parties élémentaires dans leur état de perfection, il faut les considérer à leur période initiale et dans les altérations qu'elles peuvent subir dans leur ensemble. A propos de la matière amorphe qu'elles renferment, j'ai cité l'opinion contradictoire de deux hommes dont l'autorité est grande dans des questions de cet ordre. Une discussion sur ce sujet m'entraînerait trop loin. Je me contenterai de dire que le blastème cancéreux déposé au sein des organes, sans forme précise, sans caractère distinctif, acquiert ceux de la production nouvelle qu'il doit constituer, dans un moment qu'il n'est pas encore possible de fixer; successivement de nouvelles molécules se déposent et s'ajoutent aux précédentes, en subissant les mêmes métamorphoses. Dans le même temps, s'organisent des fibres et des vaisseaux entièrement nouveaux, dont la présence assure la nutrition de la création pathologique. Tout cela s'accomplit non pas en vertu de causes morbides ou d'une action purement locales, non pas en vertu des lois physiques ou des combinaisons chimiques; car il serait absurde de supposer que le seul séjour, la seule coagulation d'un liquide albumineux, semblable dans les tumeurs les plus simples et les moins dangereuses et dans les plus redoutables, doux dans l'origine et innocent quand il a été séparé par les tissus normaux, fussent, sous leur influence, des causes suffisantes pour le convertir en ichor aussi meurtrier que l'est celui du cancer, qu'il soit ou non contagieux[1]. Il

(1) Scarpa. Ouv. cit., T. II. p. 224.

faut bien reconnaître ici une cause plus élevée ; à une altération nutritive spécifique , il faut trouver une altération vitale spécifique correspondante. La nature de celle-ci nous échappe dans son essence ; mais elle nous est d'ailleurs invinciblement démontrée , dans son existence, par l'observation clinique.

C'est par la persistance de la cause première , en vertu de la loi d'analogie de formation (1), que se fait l'augmentation progressive du dépôt initial et la conversion du blastème sans cesse épanché en nouvelles cellules, en nouveaux vaisseaux, en nouvelles fibres, est le seul mode d'accroissement qu'on y observe réellement ; la théorie de la propagation de la cellule par endogénèse ou par exogénèse, admise par plusieurs micrographes, n'est pas conforme aux faits. Remarquons que cette élaboration continuelle ne dépasse pas la formation complète des globules et des autres éléments, et qu'un cancer, une fois constitué de cette manière, n'arrive pas à un degré d'organisation plus avancé. Les modifications qu'on y observe sont ou le résultat du mélange des éléments primitifs , en proportions variables, ou des altérations pathologiques.

§ V. ALTÉRATIONS DU TISSU CANCÉREUX.

Le blastème peut être converti presque en entier en

(1) C'est le nom que Vogel donne à l'assimilation du blastème dans les parties déjà existantes et à sa transformation en éléments analogues à ceux qu'elles contiennent. — Abernethy avait déjà expliqué de la même manière l'accroissement des produits morbides hétéromorphes. — Ouv. cit., t. II, p. 422.

suc ou en cellules très-nombreuses et peu cohérentes entre elles , et les tumeurs présentent alors une espèce de
diffluence bien connue. Ce suc peut même se trouver
entièrement libre dans de petites cavités siégeant indifféremment à la surface ou dans l'intérieur de la
masse morbide (1).

Au centre des tumeurs, se creusent parfois des cavités irrégulières, anfractueuses, uniques ou multilocu-
laires, à parois souvent très-résistantes, espèce de
géodes que traversent des colonnes fibreuses et que
remplit un liquide plus ou moins épais, inodore ou très-
fétide(2). L'observation d'Alias en est un exemple. Dans
une autre tumeur dont la surface était dure et bosselée, le centre était occupé par une excavation contenant une matière liquide mêlée de grumeaux de matière cancéreuse. La destruction opérée au centre, tandis que les parties superficielles conservaient leur den-
sité', n'avait donc pas été précédée du ramollissement de
toute la masse. Des épanchements sanguins, uniques
ou multiples, très-limités ou très-étendus, circonscrits,
enkystés même ou diffus, se présentent fréquemment.

(1) Dans une tumeur dont j'ai déjà fait mention page 93 ,
il existait une foule de petites poches, dont les parois étaient
de 1 à 2 lignes d'épaisseur et formées d'une substance blanche , un peu grisâtre , très-molle , sillonnée d'une foule de
petits vaisseaux, ressemblant très-bien, en un mot, à la
pulpe cérébrale. Elles étaient creusées d'une cavité régulière, qui contenait un liquide trouble un peu jaunâtre, analogue à celui qu'on fait suinter par la pression des masses encéphaloïdes médiocrement vasculaires.

(2) Cruveilh. *Anat. path.*, liv. XII.

(Obs. de J.-B. Louis.) Laënnec en a décrit, avec
soin, les dispositions et les diverses altérations ; je
m'abstiendrai d'en parler plus longuement. Je ferai
seulement remarquer qu'on observe assez souvent
des caillots très-anciens, bien délimités, provenant
d'épanchements consécutifs au cancer ou même anté-
rieurs, et qui n'ont éprouvé d'autre changement qu'un
peu de décoloration ; d'où je pourrai conclure contre la
théorie qui rapporte à la fibrine du sang extravasée
l'origine de tous les produits morbides (1).

De véritables abcès, des foyers circonscrits de suppuration sont susceptibles de se former au sein de ces

---

(1) Je ne veux pas dire par là qu'un caillot de sang ne puisse
fournir des éléments aux formations accidentelles, ainsi que l'admettait Hunter, mais je veux montrer seulement que cette théorie n'est pas applicable au cancer en particulier. Je me fonde
surtout sur une observation très-curieuse que j'ai recueillie
auprès de feu M. le professeur Serre. Dans un sarcocèle qu'il
extirpa au mois d'octobre 1847, et qui s'était développé à la
suite d'un coup de pied de cheval reçu sur le scrotum, 6 ans
avant, je distinguai sous la tunique albuginée une masse
cancéreuse, ulcérée au centre et avec des parois très-fermes,
le testicule conservé à la partie postérieure, et, au-dessus,
un caillot du volume d'une noix, présentant des traces d'organisation déjà un peu anciennes. Le malade racontait qu'après
l'accident, il était resté en arrière du testicule un noyau d'induration prononcé et qui n'avait jamais disparu. La formation
du cancer avait été postérieure ; mais il ne décrivait qu'imparfaitement l'histoire de ses progrès. Quoi qu'il en soit, il
était évident que l'épanchement fibrineux avait précédé le
produit hétérologue, qu'il n'avait pas été résorbé et que pourtant il n'avait pas servi à sa formation.

tumeurs ; mais ils atteignent rarement un grand volume
et leur contenu ne tarde pas à subir une sorte de décomposition qui se combine avec celle qui s'empare des
parties voisines, et donne lieu à des produits de mauvaise nature, qui exercent une influence fâcheuse sur l'é-
conomie. Des kystes, c'est-à-dire des cavités closes de
toute part et renfermant un liquide séreux ou d'une autre
nature, des hydatides même s'ajoutent aussi à la masse,
mais leur présence n'entraine pas d'aussi tristes conséquences. Enfin, le terme du cancer est une destruction
spontanée et graduelle, sur laquelle j'ai assez insisté précédemment pour que je me dispense d'y revenir.

§ VI. RAPPORTS DU CANCER AVEC LES TISSUS NORMAUX. ET ACCIDENTELS.

I. Le cancer n'affecte ni un organe, ni un tissu en particulier. Pour rester dans les limites de mon sujet, je me
bornerai à dire qu'on le rencontre sur toute la surface
de la peau, dans toutes les glandes externes, dans toutes
les parties, en un mot, accessibles à nos sens. L'opinion exclusive de Scarpa, qui donne au système absorbant et aux glandes sous-muqueuses le privilége de
n'en pas être le siége primitif, ne mérite aucun crédit,
qu'on l'applique au cancer en général ou au squirrhe
en particulier. A l'égard de ce dernier produit, les
observations de Walther (1) ont levé tous les doutes.
En définitive, on ne peut admettre qu'il y ait un antagonisme direct entre le tissu de certains organes et

_____

(1) Walther cité par Chelius, *Traité de chir.* t. II, p. 349.

le dépòt de la matière cancéreuse, ou bien qu'il existe, en ce qui concerne cette dernière, des affinités morbides avec tel ou tel organe. M. Andral considère le tissu cellulaire interstitiel comme son point de départ, et M. Cruveilher, les capillaires veineux, comme chargés de la sécrétion des molécules hétéromorphes. Il me serait facile de démontrer par des faits que cette localisation exclusive est tout à fait hypothétique.

C'est dans un point limité d'une partie que se fait le premier dépôt de la matière cancéreuse. Cette matière s'accumule ensuite autour du noyau primitif, qui s'accroît de manière à constituer des masses dont le volume n'a rien de déterminé ; dans ce cas, la masse est bien distincte des organes qui lui servent *de nid* (1). D'autres fois les cellules et les autres éléments se mêlent à la trame primitive de l'organe, ils forment ainsi une sorte de mélange particulier, mais temporaire. C'est là ce qu'on désigne sous le nom de *cancer infiltré ;* la première forme porte celui de *cancer en masses distinctes*. Dans une troisième disposition, le cancer, en se développant, refoule les parties voisines, les comprime ; le tissu cellulaire se feutre et il en résulte une sorte de membrane isolante qui le circonscrit. C'est le cancer enkysté. Mais le kyste est consécutif ; c'est une simple enveloppe qui ne mérite pas, à proprement parler, ce nom ; car elle n'exerce sur le produit qu'elle entoure aucune action nutritive (2).

(1) Cette expression est familière aux Anglais et aux Italiens. Voir Abernethy. Ouv. cité, T. II , p. 479.

(2) Ce n'est pas ainsi que Delpech interprète ces circonstan-

Quoi qu'il en soit, il ne détermine d'abord dans les organes que certains déplacements ou une atrophie qui va rarement jusqu'à une disparition complète ; mais le feutrage extérieur finit par céder et il les envahit alors pour les anéantir. En masses non enkystées, mais distinctes, il produit les mêmes effets et si elles sont agglomérées dans un point limité, mais séparées par les éléments normaux encore intacts, elles tendent, par le fait de leur accroissement, à les faire disparaitre. Si les éléments hétéromorphes se déposent dans

---

ces anatomiques. Dans sa théorie qui embrasse toutes les productions accidentelles, la partie la plus extérieure paraît la première sous forme de membrane, douée de propriétés secrétantes, et c'est elle qui engendre les portions centrales. Malheureusement pour cette doctrine que le professeur de Montpellier a soutenue avec une étonnante habileté et une ardente conviction, le nombre des tumeurs enkystées est fort restreint et quelque bonne volonté qu'on y mette, on ne saurait dans la plupart trouver cet organe créateur préexistant qu'il croyait de bonne foi y reconnaître. Sa préoccupation évidente est d'expliquer comment un produit nouveau peut s'organiser au sein des tissus vivants ; mais cette difficulté qui est réelle n'exige pas qu'on se jette dans l'hypothèse ; j'ai démontré que l'action des forces altérées, sur le blastème nutritif des organes, nous en donnait la raison suffisante. Quoi qu'il en soit, Delpech a très-bien vu que le cancer est une production nouvelle, toujours identique, quel que soit le siége qu'elle affecte et il partage à ce sujet l'opinion de Laënnec, de Bayle et de la plupart des anatomo-pathologistes contemporains (1).

(1) Voir le mémoire de Delpech sur les produits morbides. *Mém. des hosp. du Midi*, t. II.

les interstices des tissus, ceux-ci cessent bientôt de s'accroître ; pressés de toutes parts, privés des moyens de réparer les pertes qu'entraîne l'action incessante du système absorbant, ils ne laissent bientôt plus de traces ; on peut suivre quelquefois ce travail de destruction, et l'on voit au milieu des produits nouveaux des débris de l'organisation primitive du siége du mal. Si, dans ce cas, le tissu cancéreux paraît s'assimiler les organes et les transformer en sa propre substance, le véritable mode d'action qu'il a sur eux est mis en lumière par ce qui se passe dans les autres. Seulement l'action qui est successive dans ces derniers, s'y exerce simultanément sur tous les points. On ne saurait donc, avec M. Récamier, admettre une double origine pour les produits hétéromorphes ; l'une, particulière aux tumeurs diffuses, qui consisterait dans la conversion des tissus primitifs en parenchyme cancéreux, et l'autre, propre aux tumeurs enkystées ou aux masses distinctes, indépendantes de ces mêmes tissus, au milieu desquels elles se déposeraient comme des corps parasytes entièrement nouveaux.

Les progrès ultérieurs s'effectuent de la même manière, et l'on comprend ainsi comment les parties voisines, les parties contiguës sont tour à tour détruites, et comment s'établissent des adhérences entre des organes plus ou moins éloignés. Les éléments du cancer paraissent indifféremment se déposer autour des tumeurs déjà formées ou bien dans leur intérieur, de sorte que l'accroissement se fait aussi bien par intus-susception que par une sorte de juxta-position. La première manière est plus fréquente dans l'encéphaloïde, ce qui fait qu'en augmentant de volume, il semble plutôt refouler les tissus qui les pénétrer; mais cette différence, qui n'existe qu'au premier degré et qui n'est pas constante, ne me semble pas suffisante pour former un des caractères qui, d'après M. P. Bérard, le distingueraient du squirrhe. En résumé, il faut voir, tant dans l'apparition que dans les progrès du cancer, une véritable substitution d'un tissu nouveau à ceux qui forment nos organes. Aucune partie du corps humain n'en est ni primitivement ni consécutivement à l'abri ; mais toutes n'opposent pas à son invasion une égale résistance ; sous ce rapport , les tissus qu'elle altère les derniers sont les artères, les plans fibreux, les cartilages; le tissu cellulaire , les vaisseaux lymphatiques et les veines se laissent , au contraire , pénétrer avec la plus grande facilité. L'action du cancer sur les veines a particulièrement occupé MM. A. et P. Bérard, Langenbeck; ils ont trouvé les parois de ces vaisseaux ulcérées, et des prolongements du tissu cancéreux dans leur intérieur. Il ne faut pas confondre ces cas avec ceux où l'on a rencontré de la matière cancéreuse dans des veines intactes et dans un point éloigné de celui de la lésion (1).

---

(1) Velpeau , les deux Bérard, Langenbeck , signalent ces deux ordres de fait — Voy. *Comp. de chir.*, par A. Bérard et Denonvilliers, T. I, p. 653. — *Journal l'Expérience*, an. 1840. Ils ne me paraissent pas avoir toute l'importance que ces auteurs y ont attachée ; ils sont encore trop peu connus et trop peu nombreux pour devenir la base d'une théorie complète de l'infection cancéreuse. Ceux de la seconde catégorie indiquent

Le plus souvent les veines perforées donnent issue
au sang qui, se coagulant ou restant liquide, forme le
plus grand nombre des caillots ou des collections sanguines qu'on observe à l'intérieur ou à l'extérieur des tumeurs. Dans certaines occasions, ces conduits vasculaires s'oblitèrent et la suspension du travail d'absorption
entraîne des infiltrations séreuses plus ou moins étendues (1). Le tissu osseux voisin des cancers disparaît
par usure ou par infiltration, etc., etc. Des détails
plus circonstanciés sont inutiles pour caractériser la nature de l'action du produit nouveau sur les parties qui
l'entourent. Il me reste à signaler les épanchements de
lymphe plastique, la simple hypérémie ou l'exagération
du travail nutritif qu'il provoque autour de lui : c'est là
une propriété commune à toutes les lésions organiques :
« Les effets généraux des engorgements chroniques,
dit Dumas, sont d'irriter les parties voisines, et d'établir autour d'elles un centre de fluxion (2). »

II. La question des rapports du cancer avec les autres
produits de nouvelle formation se rattache à celle des
antagonismes morbides, si vivement agitée de nos jours
dans le domaine de la médecine proprement dite.(3)Dans

bien plus la formation d'un dépôt de matière cancéreuse dans
des caillots, sous l'influence de la diathèse, qu'une résorption
de cette même matière dont les molécules ont des dimensions
trop grandes relativement aux pores des parois vasculaires.

(1) M. Benoît (*Thèse de concours*, 1844, p. 22) rapporte
un exemple curieux de ces oblitérations des veines.

(2) Dumas. *Mal. chr.*, p. 411.

(3) Voyez Fuster : *Des antagonismes morbides*. Thèse de concours. Montpellier, janvier 1848.

la discussion que souleva la lecture du mémoire de
M. Cruveilher (1) sur les corps fibreux des mamelles,
cet auteur et plusieurs chirurgiens avec lui soutinrent
la doctrine de l'imcompatibilité de certaines formations
accidentelles et de l'immunité que leur présence assu-
rait aux organes, quant aux autres espèces de lésions.
Cette doctrine fut spécialement appliquée au tissu fibreux; mais elle n'était pas nouvelle, et déjà Bayle,
et après lui les médecins allemands l'avaient développée à propos des tubercules considérés dans leurs rapports avec le cancer. Si par cette incompatibilité, on
veut faire entendre qu'un tissu homologue de nouvelle
formation ne se transforme pas en tissu cancéreux, on
admet une vérité incontestable; il n'y a pas plus de
transformation à l'état pathologique, qu'il n'y en a à l'é-
tat physiologique. Mais si on veut nier par là les changements morbides, survenus dans une de ces tumeurs par
suite du dépôt de la matière cancéreuse, on ne voit pas,
à priori, la raison de cette incompatibilité. Abernethy,
qui s'est occupé de cette question, admet bien qu'une
production morbide n'exerce pas une action détermi-
nante sur l'apparition d'une autre; mais il convient aussi
qu'elle ne l'exclut pas, et que même, quand par suite
d'une prédisposition antérieure ou acquise depuis,
un nouveau produit vient à se développer chez un
individu déjà atteint d'une lésion organique, celle-ci
est généralement le siége, le nid où viennent se déposer les éléments matériels de la seconde affection (2).

(1) *Bull. de l'Acad. de méd.* T. IX.
(2) Abernethy. Ouv. cit. T. II, p. 498.

Des faits ont été cités par MM. Roux, Blandin ; j'en pourrais mentionner d'autres qui prouvent, soit que le tissu
fibreux accidentel a été consécutivement envahi par un
cancer, soit qu'un cancer s'est simultanément mani-
festé dans le même ou dans d'autres organes que le
tissu fibreux. Remarquons, en outre, que l'on comprendrait cette immunité encore moins à l'égard de
ce dernier, que de tout autre, puisque à l'état normal il est un des siéges de prédilection du cancer.
Quant aux tubercules, la question est plus élevée, et
l'on doit moins considérer ce qui se rapporte aux effets
mêmes que les causes, la diathèse qui préside aux altérations matérielles ou à l'apparition des troubles fonctionnels. On rencontre assez souvent de véritables tubercules, soit à côté de masses cancéreuses, soit dans d'autres
points de l'économie que ceux où elles siégent. Que si on
voit rarement des phthisiques présenter en même temps
les signes de la diathèse cancéreuse, il me semble qu'on
peut en trouver une raison plausible dans l'âge même
des sujets qui succombent à cette cruelle affection ; ils
meurent avant celui où le carcinome se montre ordinairement. Il faut encore observer que ces deux maladies tuent en très-peu de temps, et qu'elles ne permettent pas à d'autres causes morbides de manifester
leurs effets, en raison de la rapidité de leur marche.
Mais quand leurs progrès s'accomplissent avec une
certaine lenteur, la nature, dont les forces et les matériaux nutritifs sont moins activement absorbés, se
prête plus facilement aux tendances variées que lui impriment à la fois plusieurs altérations vitales. C'est ce

qui m'a paru bien évident dans l'observation d'une femme morte d'un cancer de l'utérus, après avoir long temps séjourné dans les salles de la clinique, et qui, à l'autopsie, nous offrit, avec des masses squirrheuses énormes dans le bassin et le mésentère, un dépôt de matière tuberculeuse dans les vertèbres lombaires, avec un abcès par congestion dans le muscle psoas gauche. Comme le mal vertébral de Pott se développe avec lenteur et comme le cancer de l'utérus avait suivi une marche très-chronique, les deux lésions, quelle que fût la première en date, avaient pu également parcourir leurs périodes; mais que l'affection tuberculeuse eût atteint le poumon, ou que le carcinome de la matrice eût rapidement amené la mort, l'une ou l'autre n'aurait peut-être pas existé ou du moins n'aurait pas dépassé le premier degré de son développement. Je n'entreprendrai pas de démontrer la possibilité de la coexistence des autres affections avec le cancer; on sait que la syphilis, par exemple, n'épargne pas les individus qui en sont atteints, abstraction faite, soit de la transformation des altérations locales, soit de la transmutation des vices diathésiques; il ne s'agit ici que de la simultanéité de manifestation. Pour les autres tumeurs homologues, je n'aurai qu'à répéter ce que j'ai dit touchant les corps fibreux; cette question reviendra à l'occasion du diagnostic différentiel. La solution de ce problème n'est pas du reste indifférente; elle intéresse vivement la pratique pour le rôle que doit jouer la médecine opératoire dans le traitement des tumeurs homologues bénignes; celle-ci est entièrement proscrite

par les partisans de l'antagonisme, et reconnue nécessaire de bonne heure par Abernethy et les autres chirurgiens qui ont adopté l'opinion contraire.

§ VII. VALEUR DES CARACTÈRES ANATOMIQUES ET MICROS-
COPIQUES DU CANCER, RELATIVEMENT AUX FORMES,
A LA MARCHE, A LA NATURE ET AU DIAGNOSTIC.

L'étude anatomique et microscopique du cancer que
je termine en ce moment, permet de déduire les principes suivants :

I. Le cancer est un tissu nouveau identique dans toutes
ses formes et dans toutes ses localisations. Cette unité matérielle du cancer est due à la présence d'un élément
nouveau, la cellule cancéreuse commune à tous les
produits de cette nature, mais dominant dans l'encéphaloïde qui en est le prototype. Des accidents de
nutrition, de structure, des altérations éventuelles, le
siége, expliquent des variétés d'aspect et quelques différences dans la marche et les terminaisons, variétés
et différences peu importantes et qu'on ne peut rattacher soit à une organisation spéciale, ainsi que s'ef-
force de l'établir M. P. Bérard, soit à une modification
particulière de la cause première.

II. Les périodes diverses admises par Laënnec dans
l'évolution du cancer, mais dont l'observation clinique
ne démontre pas la réalité, tiennent aux mêmes causes et ne dépendent pas d'une tendance primordiale
qui forcerait la production nouvelle à passer par cet
état spécial avant d'atteindre sa période finale.

III. Le cancer caractérisé par un élément propre toujours le même, quel que soit son siége, n'est pas le résultat
d'une transformation ; formé par un blastème nouveau
au sein des organes ou des productions accidentelles,
il tend à s'y substituer sans affecter pour aucun des
affinités exclusives. En rapprochant son mode d'évolution de celui qui est propre aux tissus normaux, on
reconnaît une analogie complète entre les lois du
travail pathologique et celles du travail physiologique.
Aussi la théorie cellulaire dont Schleiden et Schawnn
ont fait les premiers l'application à l'organisation des
tissus végétaux et animaux, en a-t-elle reçu une con-
firmation nouvelle ; on doit seulement faire une remarque : tandis que les forces plastiques à l'état hygide,
ne se révèlent par des formations élémentaires qu'au
premier degré des organisations plus complexes qui
s'établiront plus tard, dans la période embryonnaire
des êtres, et qu'on ne rencontre l'élément cellulaire
pendant l'existence de l'être parfait, que dans les tissus
doués d'une activité vitale bornée, les forces plastiques,
altérées par l'affection morbide , maintiennent, au
contraire, dans le cancer, ou plutôt se bornent à produire, à multiplier ces mêmes formations élémentaires ;
et les modifications successives qu'elles éprouvent sont
des dégradations ou des progrès quantitatifs et non point
une série d'actes perfectifs qui amènent, par degrés,
le corps nouveau à une organisation plus élevée. Ainsi
s'expliquent et la tendance envahissante et la tendance
destructive que nous avons reconnue dans le cancer.
Ce serait sortir du cadre que je me suis tracé que de

pousser plus loin la comparaison des lois qui président
à la formation des produits normaux ou morbides ;
qu'il me suffise de dire que la théorie pathogénique
du cancer, fondée sur les récentes découvertes du microscope, embrasse mieux qu'aucune autre la généralité des faits et que l'esprit pénétrant de Delpech semblait l'avoir en quelque sorte intuitivement établie
dans ces lignes que cet illustre chirurgien écrivait, il y
a plus de vingt ans : « L'étude des produits organiques
morbides est un sujet rempli d'intérêt, parce qu'un
acte producteur doit nécessairement mettre en jeu tout
ce qu'il y a de fondamental dans les forces organiques ;
or, suivre pas à pas le développement de ces produits
nouveaux peut se trouver l'équivalent de la science
embryogénique (1). »

IV. Je dois envisager ces résultats sous un point de
vue moins élevé et dans leurs rapports avec la pratique. Après avoir reconnu l'existence d'un élément caractéristique, il convient d'en préciser le rôle et le degré d'importance dans le diagnostic des tumeurs dont il
forme la partie essentielle. Ce serait une étrange exagération que d'affirmer qu'il renferme à lui seul la possibilité d'en reconnaitre la nature. Qu'est-ce après tout
que cette cellule? Un produit, une altération matérielle,
un symptôme, en un mot, développé sous l'influence d'une
cause latente, mais évidente par ses effets. A ce titre peut-
on exiger d'elle plus que de tout autre symptôme? Je ne
dis pas qu'elle puisse absolument manquer ; je suis con-

(1) Delpech. *Mém. des hôp. du Midi*, t. II, p. 270.

vaincu que, bien apparente et sans déformations, ou impossible à reconnaître par l'absence de ses dispositions caractéristiques, elle est constante, quoique parfois se dérobant aux recherches; elle est le cachet matériel de la diathèse cancéreuse, et dès le moment où celle-ci se révèle par des traits saisissables, elle se développe. Mais connaît-on exactement toutes les variétés de configuration de ses parties? N'avons-nous pas la complexité des éléments, les ressemblances fortuites avec d'autres, des dégradations encore peu connues ou non étudiées, ainsi que je l'ai fait remarquer? Elle a donc, comme tout autre mode de manifestation d'une altération vitale, ce caractère de contingence et de variabilité, qui ne permet jamais, en médecine, d'émettre une assertion absolue, d'après l'existence isolée d'un seul signe quelqu'important qu'il soit. J'ajoute que les difficultés de l'observation augmentent ici par la délicatesse des moyens d'investigation, féconds en chances d'erreur et d'un emploi si hasardeux pour ceux à qui un exercice fréquent ne les a pas rendus familiers. Si une considération devait imposer une réserve plus impérieuse encore dans le jugement que doit porter le praticien à l'occasion des manifestations extérieures d'une affection si grave, que dans tout autre circonstance, c'est la connaissance de ce fait singulier, que les cancers où l'on trouve les cellules les plus imparfaites, sont précisément les plus désastreux. La notion des autres symptômes, de la marche, la comparaison des divers signes cliniques a seule pu faire apprécier la véritable signification des formes particulières qu'on y a rencontrées en dehors du type essentiel, et l'importance dont elles peuvent actuellement jouir, n'est que secondaire et relative. Cependant, la cellule cancéreuse est un caractère précieux dont le chirurgien pourra tirer un immense profit, soit avant, soit après l'opération, pour établir la thérapeutique et le pronostic de la maladie, par la connaissance de sa nature. Comme elle existe dès le début des formations hétérologues, elle présentera, souvent mieux et plus tôt qu'aucun autre symptôme, l'avantage de la dévoiler. Pour donner, en quelques mots, la mesure des services qu'elle peut rendre ; je dirai qu'une tumeur, où les cellules typiques sont prédominantes, devra toujours, malgré l'insuffisance des phénomènes cliniques, être regardée comme cancéreuse ; mais, si ces éléments présentent des altérations encore mal déterminées, si surtout ils inclinent à offrir les formes propres à d'autres produits, c'est dans l'histoire et la marche de la maladie qu'il faut puiser une certitude que refusent les caractères matériels. On ne doit voir dans l'existence d'un élément cellulaire spécial qu'un moyen de contrôle propre à confirmer les résultats de l'observation clinique, mais dont l'imperfection ne saurait ébranler l'autorité de celle-ci. « Le microscope, dit M. Lébert, n'est qu'un instrument de complément et sa puissance ne commence qu'après l'appréciation juste et sévère de tous les autres éléments de l'observation médico-chirurgicale. » On ne saurait indiquer d'une manière plus judicieuse la méthode qui doit diriger dans des études si difficiles et encore si nouvelles.

CHAPITRE V.

TRAITEMENT DU CANCER.

Il paraîtra sans doute bien peu conforme à l'esprit de la médecine clinique de rejeter, comme dans un appendice, dans une sorte de chapitre supplémentaire, les notions que l'on possède sur le traitement du cancer. Mais mon but n'est pas de rechercher les indications curatives et d'exposer les moyens de les remplir. Le traitement doit figurer ici comme un élément du diagnostic, et, à ce titre, il importe de savoir quelle est la puissance de l'art dans la guérison radicale du cancer. Elle est nulle, dirai-je sans hésiter ; et après une négation aussi absolue qu'elle est légitime, quel intérêt pourrais-je trouver à signaler les infructueuses expériences des auteurs sérieux et les mensonges du charlatanisme ? Il y aurait autant de fruit à consulter un catalogue de matière médicale ; car je ne crois pas qu'il y ait un seul des objets qu'elle renferme qui n'ait, presque à tour de rôle, représenté le spécifique du cancer. Il est encore à trouver. Malheureusement dans cette recherche, l'observation de la nature n'offre pas de grands secours et ne donne pas de grandes espérances ; nous avons déjà vu qu'elle n'avait, par elle-même, aucune tendance à enrayer les progrès indéfinis et destructeurs de l'affection cancéreuse; et celle-ci passe à bon droit pour incurable. Les expérimentations n'ont pas de guide sûr et ne peuvent s'établir d'après des indices ou même de simples pressentiments. L'obscu rité qui l'enveloppe dans son terme définitif règne aussi dans son origine. L'hygiène n'est donc pas plus heureuse, et les applications qu'on en a faites, sans données préalables, n'ont apporté jusqu'ici que de bien faibles avantages. Le rôle du médecin se borne à remplir des indications secondaires et à combattre des complications dont il peut triompher, mais sans agir sur le fond même de la maladie.

C'est cette impuissance absolue de la nature, de l'hygiène et de la thérapeutique interne qui a provoqué et consacré l'intervention de la médecine opératoire. Si j'avais à juger celle-ci dans ses résultats définitifs, je m'efforcerais de démontrer que, si l'on veut, peu rationnelle en principe, mais souvent indispensable et utile, elle ne mérite ni une excessive confiance, ni une proscription absolue. Il faut bien se pénétrer de cette idée, qu'elle n'a pas et ne saurait avoir pour but la cure radicale, et que dans les termes où la circonscrit son caractère de moyen palliatif et purement local, elle ne laisse pas d'apporter quelque soulagement au sort des malheureux dont l'état la réclame. S'ensuit-il qu'on doive exclusivement et d'emblée appliquer le fer et le feu aux tumeurs hétérologues? Non, sans doute, et la prudence la plus vulgaire exige qu'avant tout l'inefficacité des moyens thérapeutiques internes soit bien démontrée, et que l'opération, devenue l'unique ressource, soit entourée des garanties les plus sérieuses. Je reconnais à cette conduite un double avantage: c'est d'abord une sorte de signe négatif qu'on évoque pour établir la nature du mal, et la vie du sujet n'est qu'en désespoir de cause, exposée aux éventualités d'une opération.

C'est ainsi que j'ai toujours vu agir M. le professeur Bouisson à l'Hôtel-Dieu St-Eloi ; en présence d'une tumeur dont les caractères n'étaient pas assez tranchés pour repousser tous les doutes, il employait les moyens thérapeutiques indiqués dans les affections constitutionnelles ; il se servait des agents dont la vertu s'exerce à modifier la crase de nos humeurs, et qu'on désigne généralement sous le nom d'*altérants* ; parmi ceux-ci, il donnait la préférence à l'iodure de potassium, qu'il administrait à l'intérieur ou sous forme topique. L'opération n'était pour lui qu'un moyen extrême, que l'insuffisance de la thérapeutique médicale le forçait à mettre en œuvre, sauf les contre-indications. M. le professeur Estor, dans ses savantes leçons de médecine opératoire, conseille aussi d'épuiser toutes les ressources de la médecine avant l'application des moyens de la chirurgie, et il ne manque pas d'éveiller toute la sollicitude des élèves sur ce grand principe de pratique, que l'opération n'est qu'un aveu d'impuissance de l'art, et que le talent du chirurgien consiste autant à conserver qu'à détruire (1). Mais arrive un moment où le rôle de l'opérateur est éminemment conservateur et salutaire, quand, par le sacrifice de la partie, il sauve le tout ou seulement en retarde la ruine imminente, en présence de laquelle la nature reste inactive et le médecin désarmé.

L'opération dévoile la structure intime du produit

---

(1) Estor, *Cours d'opér. et ap.*, 1846-47.

enlevé et dissipe les doutes que les signes cliniques
avaient laissé subsister, ou réforme un jugement qu'ils
avaient semblé autoriser. Par l'étude directe de la tumeur, elle permet de compléter ce que l'observation
antérieure avait laissé d'imparfait, et de trouver l'explication de phénomènes singuliers ou insolites. Elle fournit surtout les moyens d'éclairer le pronostic et des motifs
de sécurité ou de sollicitude à l'homme de l'art et au
malade. Enfin, le retour presque constant de la lésion
primitive, retour déjà étudié dans ses modes, sa fréquence et ses rapports avec la santé des malades,
offre aussi un élément précieux de conviction et souvent
le moins incertain.

CHAPITRE VI.

DIFFICULTÉS DU DIAGNOSTIC DU CANCER ET MOYENS DE LES ÉVITER.

I. Si l'on rapproche tous les éléments dont la valeur
individuelle vient d'être appréciée, on pourra considérer le cancer comme une affection générale, un
état diathésique sous l'influence duquel paraissent,
d'une part, un tissu entièrement nouveau, caractérisé
par un élément cellulaire propre, et une tendance
incessante à envahir les parties voisines, à se multiplier ou à se reproduire dans l'économie, et d'une
autre, un ensemble de symptômes généraux, une cachexie spéciale dont le dernier terme est la ruine des
forces vitales.

Réunis, ces caractères sont si tranchés, si évi-

dents, qu'ils mettent le diagnostic à l'abri de toutes
les chances d'erreur. Mais remarquons que cette ré-
union ne se présente qu'à une période très-avancée,
et qu'alors elle peut servir à établir, non point les indications curatives, mais un pronostic malheureusement trop certain. La cachexie cancéreuse, l'ulcère,
la nature de ses produits et celle du tissu morbide
sur lequel il est creusé, donnent à l'affection une
physionomie saisissante et condamnent le chirurgien à
l'inaction. C'est ce concours si désastreux de causes et
d'effets échappant à toute action préventive ou cu-
rative, qui a valu à cette espèce morbide le nom de
tumeurs malignes. Cette dénomination mérite d'être
conservée. Quoi qu'on en ait dit, elle exprime parfaitement leur nature propre ; car elle leur est due, moins à
cause de quelques phénomènes éventuels, que d'une tendance absolue et primitive. La malignité, ne dépend pas
ici de quelque action fâcheuse sur un organe essentiel à la
vie, d'une complication survenue pendant son évolution,
comme on le voit pour un anévrysme qui comprime un
viscère important ou une tumeur graisseuse qui s'enflamme, s'ulcère et suppure ; ce sont des accidents fâcheux sans doute pour l'économie et souvent funestes,
mais consécutifs, accessoires dont il est souvent en notre pouvoir de prévenir ou d'arrêter les effets. Mais ce
n'est pas là la malignité ; dans les tumeurs cancéreuses,
elle est primordiale et spontanée : elle consiste dans une
suite de modifications intimes et fatalement enchaînées.
On comprend qu'il est du plus haut intérêt d'arriver à
une distinction nette et à un diagnostic exact, avant

que les manifestations de cette affection morbide aient
atteint un degré aussi avancé. Mais quelle en sera la
base ? J'ai fait remarquer, en parlant des caractères physiques leur extrême variabilité. L'expression qui les
renferme presque tous, le mot de *tumeur* est d'ailleurs
extrêmement vague et ne désigne qu'un symtôme , commun à une grande variété de maladies tout à fait dissem-
blables. Aussi ne faut-il pas s'étonner du nombre pro-
digieux d'erreurs auxquelles elles ont donné lieu. Dans
une thèse sur le *Diagnosiic chirurgical*, les recherches
matériellement permises par les exigences d'un temps
limité en ont fourni à A. Bérard (1) 267 exemples, et,
dans cette collection , qu'il ne serait pas difficile d'accroître, les tumeurs figurent pour 230. Quand les
hommes les plus recommandables par la science , l'habileté ou l'expérience apportent dans cet inventaire un
large contingent, on ne peut s'empêcher de reconnaître
les difficultés insurmontables que présente parfois leur
diagnostic différentiel et la nécessité de faire intervenir
d'autres éléments dans l'appréciation de la nature de ces
maladies. Les données fournies par la vue , le toucher ,
sont trop souvent impuissantes ; et bien que des moyens
aient été proposés pour les rendre moins imparfaites , tels
que la ponction exploratrice, l'excision sous-cutanée (2),

_____

(1) A. Bérard, thèse de concours, 1836.

(2) Je ne puis entrer dans de longs développements au sujet de
ces manœuvres opératoires dont le but est de faire une sorte
d'anatomie pathologique sur le vivant ; mais il convient d'observer que la ponction exploratrice, au moyen d'une lancette
ou d'un trois-quarts, fait connaître seulement la disposition

elles n'ont une utilité réelle que par le concours des signes rationnels. L'hérédité , l'existence d'une autre tumeur reconnue pour être de nature cancéreuse, ou une

---

intérieure des tumeurs et la nature des fluides qu'elles peuvent renfermer ; elle est , sous ce dernier rapport , suivant la remarque de M. le professeur Estor , préférable à
l'exploration pratiquée avec l'aiguille à cataracte, qui a l'inconvénient de ne permettre l'issue des liquides qu'autant qu'ils
sont d'une grande ténuité. Mais l'une et l'autre n'apprennent
rien sur la nature des tumeurs solides. M. le professeur Bouisson a conçue l'idée de combler cette lacune, et il a inventé un
instrument à l'aide duquel, par un mécanisme fort ingénieux,
il extrait de la masse dont il veut connaître la structure un
fragment qui est ensuite soumis aux divers procédés d'analyse
anatomique, microscopique ou chimique. Cette méthode, dont
j'ai pu apprécier plus d'une fois les avantages, me paraît appelée à rendre de grands services. — Il serait superflu d'insister sur les causes d'erreur attachées à ces épreuves et dont on
voit trois exemples dans ce travail (Obs. de J.-B. Louis ,
d'Alias et de Malrieu.), mais il ne faut jamais perdre de vue
qu'appliquées au cancer, ces manœuvres ne sont pas toujours
inoffensives, ainsi que le prouvent deux de ces faits et d'autres
cités par M. Estor (*), par M. Vidal, et qu'elles exigent plus
de précautions et de prudence que ne semble le comporter leur
simplicité. Ce sont des moyens extrêmes et complémentaires
de diagnostic dont le chirurgien ne doit user que toutes les
fois que l'opération est possible, qu'elle est définitivement
arrêtée et immédiatement avant de la pratiquer. En conservant
ainsi l'avantage de reconnaître son erreur, si elle persiste jusqu'à ce moment, et d'y remédier, il est toujours sûr de prévenir des accidents que, par une autre conduite, il aurait peut-
être le regret d'avoir provoqués, sans pouvoir les faire cesser.

(*) Estor, *Discours sur le diag. chirur.* 1833, p. 41-42.

opération antérieurement pratiquée pour en débarrasser
le malade, le caractère lancinant des douleurs, l'engorgement des ganglions, une profonde altération de la santé
générale, inexplicable par quelque lésion viscérale, enfin le siége, voilà les éléments qui, d'après A. Bérard,
devront servir au diagnostic dans les cas douteux.
On n'a qu'à parcourir ce que j'ai dit de la plupart
d'entre eux pour s'assurer qu'ils ne méritent qu'une
confiance relative. Comme dernier moyen se présente
l'opération ; l'examen *à posteriori* du tissu d'une tumeur peut seul, dans certaines circonstances, lever
tous les doutes. Dupuytren n'en connaissait quelquefois
la composition que lorsqu'il l'avait entre les mains ;
Delpech voulait la partager par le milieu ; et, aujour-
d'hui même que les découvertes du microscope semblent avoir facilité à la science le moyen d'arriver à la
certitude, il sera, plus d'une fois, prudent d'imiter
Boyer, qui, encore plus réservé, attendait la récidive
pour se prononcer. Il est donc légitime de conclure que
le diagnostic chirurgical n'a pas plus que le diagnostic
médical de certitude absolue, et que, « comme lui,
il consiste souvent, ainsi que le dit si judicieusement
M. le professeur Estor (1), en un calcul de probabilités
qui ne peut être porté à la perfection que par les plus
grands efforts de l'esprit. Quelquefois, il est vrai, semblable au jury, en matière criminelle, qui prend sa conviction partout et la fait reposer même sur des faits étrangers à la cause, l'homme de l'art établit son diagnostic

(1) Estor. *Disc. sur le diag.*, p. 19-20.

sans s'en rendre précisément compte et à l'aide d'une
faculté rare qu'on pourrait appeler *tact chirurgical;*
mais plus souvent ce même diagnostic exige un travail intellectuel, long et difficile. » Or, pour développer ce tact merveilleux, ou pour faciliter ce pénible
travail, dans le cas particulier qui m'occupe, quoi de
plus utile que la comparaison des espèces morbides
différentes, susceptibles de simuler les allures du cancer?

DEUXIÈME PARTIE.

DU DIAGNOSTIC DIFFÉRENTIEL DU CANCER.

Dans le parallèle qui va suivre, on ne s'attend pas sans
doute à voir figurer toutes les maladies susceptibles de
prendre la forme d'une tumeur. A ce compte, il est peu
d'affections chirurgicales qui ne pussent s'y trouver
comprises. Mais, dans une étude aussi générale que
celle-ci, il ne saurait être question que de ressemblances fort rapprochées, et il convient d'écarter tout ce
qu'un examen, même superficiel, ne permet jamais
de confondre avec le cancer, comme les tumeurs
formées par un corps étranger, le déplacement
d'un os, et tout ce qui, spécial à certaines régions, comme les hernies, l'hydrocèle, etc., ne
peut que, dans certaines occasions, porter l'hésita-
tion dans l'esprit du chirurgien. Même avec ces restrictions, le nombre des lésions qu'il faut différencier,
est encore fort considérable ; mais la comparaison dont

ils peuvent être l'objet, n'est pas pour tous de même nature. Pour les uns, les ressemblances sont en quelque sorte accidentelles et dépendent de circonstances fortuites ; en sorte que le rapprochement de quelques signes cliniques suffit généralement pour les réduire à leur juste valeur. Mais, pour les autres, il faut une étude plus approfondie, et l'histoire complète des deux maladies doit être mise en regard ; à l'analyse exacte des phénomènes cliniques, il faut joindre les lumières de l'anatomie pathologique et microscopique. Dans la première classe, se rangent les effets de l'inflammation (engorgements chroniques, abcès); les accumulations ou les épanchements de sang (anévrysmes, tumeurs érectiles, tumeurs fibrineuses); dans la seconde, ce qui tient à une modification du travail nutritif, qu'elle ait pour conséquence la formation de produits semblables à ceux qui composent nos tissus (hypertrophies, tumeurs épidermiques, kystes, tumeurs fibro-plastiques, fibreuses, cartilagineuses, osseuses), ou celle de tissus entièrement nouveaux (tubercules). Dans l'impossibilité de consacrer des détails suffisants à toutes ces lésions organiques, sans dépasser outre mesure les bornes d'un travail déjà trop long, je ne m'occuperai que de cette seconde classe.

§ I. PRODUITS NOUVEAUX HOMOLOGUES.

Les produits nouveaux de cette classe ont des caractères communs que je vais signaler en quelques mots. Ils sont d'abord l'effet d'un travail nutritif exagéré ; ils ne résultent pas d'une viciation spécifique des forces vitales ; ils reproduisent, mais avec excès, un type normal, et se montrent de préférence dans les parties dont ils forment l'élément prédominant. Ils n'ont qu'une action locale et encore souvent n'est-elle que fort limitée et inappréciable; ils n'exercent aucune action sympathique ni sur les parties voisines ni sur les parties éloignées, aucun retentissement sur l'ensemble des fonctions; enfin, ils n'ont pas une tendance spontanée à la destruction et sont susceptibles de guérison. Voilà les caractères généraux qu'on peut leur attribuer et qui leur ont fait donner le nom de *tumeurs bénignes.* Mais il ne faut pas comprendre cette dernière expression dans un sens aussi restreint que l'ont fait quelques anatomo-pathologistes. La bénignité n'est pas dans l'existence d'un élément homologue, elle provient de la nature même du produit nouveau ou de la cause intime qui préside à son évolution. Or, celle-ci n'est pas toujours identique, et voilà pourquoi le caractère de bénignité n'est pas absolu. Seulement il ne va pas jusqu'à s'effacer entièrement, et jamais la malignité que ces productions peuvent présenter, ne prend tous les caractères de celle du cancer. L'élément dont elles sont composées ne saurait mettre seul sur la voie de cette distinction, car il ne varie pas; les faits pathologiques peuvent toujours y conduire. J'aurai donc pour but, dans ce qui va suivre, de rechercher, au double point de vue clinique, et anatomique et microscopique, leurs caractères spéciaux, pour les rapprocher de ceux du cancer et en montrer les analogies et les différences.

I. Hypertrophie glandulaire générale ou partielle.—Le cancer siége de préférence dans les glandes externes comme disait Scarpa, et les mamelles et le testicule jouissent, sous ce rapport, d'un triste privilége. Or, ces organes, le testicule rarement, mais la mamelle très-souvent, sont sujets à des hypertrophies générales ou partielles qui, plus d'une fois, méconnues, ont passé pour un engorgement de mauvaise nature. Il n'est pas à supposer qu'on puisse se méprendre quand l'hypertrophie s'empare de l'organe entier d'une manière uniforme, car, dans ce cas, l'augmentation de volume et de résistance sont les seuls symptômes qui les rapprochent du cancer, et ils ont trop peu de valeur pour occasionner une erreur de longue durée. Mais un lobule peut s'hypertrophier plus que les autres, plusieurs points différents acquièrent une activité nutritive plus prononcée, en sorte que des bosselures et des inégalités donnent à la partie des apparences plus trompeuses, surtout quand il s'y ajoute des douleurs névralgiques ou même de vraies douleurs lancinantes qui se font sentir dans l'organe ou se montrent dans des régions plus éloignées (1). Quand cette hypertrophie se montre dans la mamelle, les causes qui l'amènent : flueurs

(1) Voir As. Cooper. OEuvres complètes. — *Traité des tumeurs de la mamelle*, p. 528, observ. H et page 530, obs. I. M. Civiale rapporte l'histoire d'un jeune homme chez lequel, à la suite d'une blennorrhagie, le testicule gauche se tuméfia, devint inégal et le siége de douleurs lancinantes; il subit la castration et le testicule était sain. *Traité prat. des mal. des org. génito-urinaires*, première partie, p. 429.

blanches, menstruation insuffisante, grossesse, l'extrême lenteur de son développement dans les cas où il persiste; l'énorme volume qu'atteignent ces organes et la rareté du travail d'ulcération, à moins d'une irritation provoquée par une cause extérieure, l'absence habituelle ou la nature même de la douleur que la pression exaspère, la résolution spontanée après la parturition ou la diminution sous l'influence de l'allaitement, l'efficacité des agents résolutifs ou des évacuations sanguines locales ou générales, etc., etc., offrent de nombreux moyens de la reconnaître.

L'hypertrophie partielle est, au contraire, plus difficile à distinguer du cancer; elle a même long temps été confondue avec lui et c'est à As. Cooper le premier que nous devons d'en avoir établi un peu rigoureusement les caractères cliniques et d'en avoir assez bien indiqué la composition anatomique. Déjà cependant à ce point de vue, Abernethy avait bien remarqué qu'une certaine classe de tumeurs se distinguait du cancer par une texture analogue à celle des glandes mammaires et il avait consacré cette analogie par la dénomination de *mammary sarcoma*. Les idées d'As. Cooper furent exposées et confirmées par de nouvelles recherches dans la thèse d'A. Bérard, sur les tumeurs du sein. M. Cruveilher traça d'une manière précise, les signes cliniques de cette affection, mais il en décrivit moins heureusement la structure anatomique dans un mémoire sur les tumeurs fibreuses de la mamelle, qui devint l'occasion de la discussion académique dont j'ai déjà signalé quelques intéressants résultats. M.

Velpeau, en 1838, dans le *Dictionnaire de méde-cine* en 30 volumes, sous le nom de *tumeurs fibri-neuses* et récemment encore (*Revue médico-chirurgi-cale*, mars, avril et mai 1851), sous celui des *tumeurs adenoïdes*, a désigné et étudié cette même maladie, précédemment aussi connue de Muëller qui la qualifie de *cystosarcome*. M. Mandl et M. Lébert surtout, dans sa *Physiologie pathologique* d'abord, dans plu-sieurs mémoires et enfin dans son nouveau *Traité du cancer*, se sont appliqués à démontrer que l'hypertro-phie partielle de la glande mammaire est l'affection à laquelle se rapportent ces dénominations si variées et comprend la plupart des tumeurs bénignes du sein (1).

On les trouve presque toujours au côté externe; sou-vent au nombre de deux et plus, soit dans un seul de ces organes, soit à la fois dans les deux, elles sont très-nette-ment délimitées et lobulées, d'un volume médiocre et ne dépassant guère le poids de deux onces (A. Cooper), dures, mais quelquefois un peu molles, excessivement mobiles, glissant entre les doigts ou sur un plan résistant contre lequel on les comprime à la manière d'un noyau d' efruit (Velpeau); indolentes, elles laissent intactes

(1) Delpech a rapporté, sous le titre de *structure singulière d'une tumeur présumée cancéreuse*, l'observation d'une tumeur du sein qui a les plus grandes analogies, sous tous les rap-ports, avec l'hypertrophie partielle de la glande mammaire, ainsi que le prouvent les détails cliniques et anatomiques qu'il a soigneusement consignés et les résultats de l'examen microscopique auquel se livrèrent MM. les professeurs Du-breuil et Delile. *Mém. des hôp du Midi*, t. I, p. 198.

les parties qui les entourent ou qui les avoisinent et, dans leur marche très-lente, n'impriment à l'économie aucune altération générale. La jeunesse, la stérilité, les mouvements fluxionnaires spontanés répétés, les causes physiques, les contusions surtout, paraissent en favoriser l'apparition ; le mariage, la grossesse, l'allaitement en particulier, les mêmes moyens qui réussissent dans l'hypertrophie générale, la résolution. L'extirpation est remarquable par la facilité de l'énucléation et en débarrasse définitivement les malades, ou, dans le cas d'une reproduction, une seconde opération n'est pas suivie de récidive. Ce qu'il faut noter, c'est que, malgré leur présence ou malgré la mutilation qui résulte de l'application de l'instrument tranchant, l'organe conserve son activité fonctionnelle. La dissection de ces tumeurs fait reconnaître une augmentation dans le volume et la quantité des grains glanduleux de la mamelle, ou bien une hypertrophie d'un ou de plusieurs lobules ou lobes secondaires avec exagération de l'élément fibreux qui forme une membrane d'enveloppe, qui est accumulé dans certains points ou disposé en aréoles plus ou moins larges dans lesquelles s'est amassée parfois une matière grasse ou un liquide visqueux qu'on rencontre aussi dans quelques lobules dilatés. Entièrement séparées du reste de la glande, ou bien unies au moyen de quelques prolongements très-fins, elles offrent une vascularité qui varie suivant les points, riche autour des grains hypertrophiés, à peine visible dans le tissu fibreux. Le microscope fait reconnaître les vésicules de la glande mammaire arrondies ou pointues, en forme de lancette avec leur paroi anhyste ou fibreuse, revêtue d'une couche d'épithelium. Les cellules de celui-ci ont, comme à l'état normal, de 0 ^{mm}, 01 à 0 ^{mm}, 05 et renferment un petit noyau rond ou ovoïde de 0 ^{mm}, 005 à 0^{mm}, 0075, à deux nucléoles granuleux. Ces résultats de l'analyse anatomique et microscopique font apprécier l'erreur de M. Cruveilher sur la véritable nature de certaines tumeurs bénignes du sein, en confirmant les conclusions que l'observation clinique lui avait permis d'établir sur les effets de cette altération.

On me pardonnera ces détails qui sortent un peu des limites de mon sujet en faveur de leur importance pratique et aussi de leur nouveauté. La première idée qui se présente à l'esprit de la malade atteinte d'une tumeur du sein ou du chirurgien qui l'examine, est celle d'un cancer. Les temps ne sont pas même très-loin où cette idée ne cédait la place à aucune autre. Donner par une rapide description, à l'homme de l'art les moyens de démêler la vérité sous des apparences trompeuses', de rendre son intervention plus légitime, et de calmer la sollicitude que le nom seul de cancer excite chez les malades ; tel est l'avantage de ces distinctions plus nécessaires encore à l'occasion des tumeurs du sein, à cause de leur extrême fréquence.

II. TUMEURS ÉPIDERMIQUES OU EPITHÉLIALES. ULCÉRES CANCROÏDES. — Depuis longtemps des chirurgiens observateurs avaient remarqué que certaines tumeurs et certains ulcères à tendance envahissante, rapprochés du cancer par quelques analogies de symptômes, ne pou-

vaient pas cependant rentrer dans cette espèce morbide.
Dans l'impossibilité de les rattacher à une lésion organique spéciale différente, on avait continué à les y comprendre, mais il en était resté, dans la science et dans la
pratique, un sentiment un peu vague mais persistant,
de la nécessité d'une séparation complète. Les recherches microscopiques ont justifié ces soupçons ; elles
ont montré que ces ulcères ne reconnaissaient pas pour
point de départ le tissu cancéreux, mais, pour la plupart, une altération épidermique, et permis de mieux
apprécier les divergences que l'étude clinique révèle
en opposition aux rapprochements signalés. C'est ce
que va prouver l'exposé général de leurs caractères.

Le premier caractère des tumeurs épidermiques,
c'est la forme verruqueuse qu'elles affectent au début ; mais ce n'est point la seule ; il n'existe souvent
qu'une simple induration de la peau à peine sensible ;
parfois, c'est une desquamation qui se répète sur un
point limité ou bien, une fissure très-superficielle
se forme spontanément ou par l'action d'un instrument tranchant. L'insensibilité, la lenteur des progrès,
la persistance indéfinie de ces dispositions constituent un autre signe très-remarquable et bien connu. Comment cette altération sort-elle de cette espèce de torpeur pour revêtir des caractères plus
graves, c'est ce qu'il faut déterminer d'une manière
précise, parce que nous avons déjà vu que le cancer prenait, dans le travail de destruction, des allures propres dont l'absence, dans l'ulcération des tumeurs épithéliales, doit nécessairement élever une

barrière entre ces deux affections. Eh bien ! au
lieu de tendre à la désorganisation de leur substance, par une modifiation spontanée et intime, ces tumeurs ne s'ulcèrent que sous l'influence des causes
d'irritation. Elles siégent, en effet, d'ordinaire sur des
parties découvertes ou autour des ouvertures naturelles, nez, bouche, gland, vulve, anus, dos de la
main, talon, là où le contact de l'air extérieur, de
corps étrangers, de matières sécrétées, et des pressions
fréquentes, agissent d'une manière continue. Ajoutez
à cela qu'elles sont, de la part des malades ou
des chirurgiens, l'objet de soins inintelligents ou
d'une thérapeutique active, mais insuffisante. Les Anciens avaient parfaitement apprécié la fâcheuse influence des attouchements ou des médications incomplètes sur leur marche et, par une appella-
tion bien connue, ils avaient indiqué la conduite à
tenir à leur égard. Malheureusement ces *noli me tan-
gere* sont les lésions auxquelles peut-être on touche le
plus. Pour ma part, je n'ai pas vu un seul malade,
atteint de ce genre d'affection, qui n'eût été soumis à
une foule d'opérations, d'applications caustiques, irritantes, souvent renouvelées, en dépit des sages préceptes établis par Ledran.

La forme de ces ulcères, dits *cancroïdes*, est remarquable par le peu de profondeur qu'ils ont d'abord,
par la chute de nombreux feuillets épidermiques con-
crétés et réunis par une matière purulente desséchée,
par la présence de quelques éminences mamelonées,
agglomerées quelquefois de manière à leur donner un

aspect muriforme, ou par un pointillé blanc mêlé
de rouge ; par la petite quantité de liquide qui suinte
de leur surface. Leur coloration est presque toujours
pâle, mais non sordide dès le début, comme celle du cancer ; si le fond est plus anfractueux dans certains cas,
et, si sa base offre plus d'induration, on ne sent pas
ces irradiations si remarquables dans le carcinome, pas
plus qu'on n'y voit les énormes fongosités qui naissent
de toute la surface dans ces derniers.

Leur marche, excessivement lente, ne s'accélère que
par l'action des mêmes causes, et ils prennent alors en peu
de temps, surtout quand les muqueuses sont atteintes
(Bayle et Cayol, p. 366.), des proportions énormes ;
l'aspect en devient aussi repoussant que celui du cancer. La matière sanieuse et purulente qui s'en écoule,
des hémorhagies jusqu'alors rares, mais toujours provoquées ; des douleurs aiguës, lancinantes, et, par suite de
grandes pertes de substances, opérées autour des ouvertures naturelles, la pénétration dans les cavités du corps
des produits de la sécrétion morbide, donnent lieu à une
infection générale qui se traduit par l'engorgement des
vaisseaux lymphatiques et par les symptômes de résorption putride, qui ont été signalés. On n'y observe jamais,
comme dans le cancer, un état général spécifique, inexplicable par la seule influence des troubles locaux ; il y
a toujours une relation directe entre la gravité de ces
désordres et les manifestations sympathiques qui indiquent l'impression délétère qu'ils produisent sur l'économie. Sans doute l'action des causes extérieures n'est
pas indifférente sur la marche des cancers, et l'on voit

souvent, par leur concours, les dégradations locales et les symptômes généraux s'étendre ou se développer avec une alarmante intensité ; mais, dans ce cas même, le cancer se montre différent des cancroïdes par la rapidité avec laquelle éclatent ces accidents de cause directe.

Un fait nouveau vient encore éclairer cette différence. La curabilité des ulcères cancroïdes est si bien connue, que, depuis fort long temps déjà, on admettait pour eux un pronostic généralement moins fâcheux que pour les vrais cancers, et qu'elle a inspiré les premiers doutes conçus sur leur véritable nature. Cependant la récidive n'est ni impossible ni rare ; mais la manière dont elle s'effectue, n'est nullement semblable à celle qui est propre au carcinome. La récidive des tumeurs épithéliales ou des ulcères cancroïdes se fait toujours dans le siége primitif, dans les points les plus rapprochés ou dans ceux qui sont en communication directe avec le foyer du mal. On doit la considérer, moins comme une nouvelle manifestation de l'état morbide général, que comme une continuation de la première maladie. Il est bien démontré, en effet, qu'on obtient un plein succès quand, se conformant aux préceptes de Ledran, on n'applique les caustiques que sur des ulcères peu étendus et susceptibles d'être détruits en une seule fois ou quand on les enlève avec l'instrument tranchant, en opérant largement au-delà des limites du mal, au milieu des tissus encore sains (1). La plupart des insuccès

___

(1) Ledran. *Mém. cité*, dans *Mém. Ac. de chir.*, t. II, p. 175.

trouvent une explication bien naturelle, soit dans l'emploi intempestif des caustiques imposés au chirurgien par la crainte qu'inspire l'instrument tranchant, alors qu'ils ne sont pas indiqués, soit dans l'impossibilité où l'incurie des malades met l'opérateur de dépasser suffisamment la zône d'infection locale, surtout s'il veut combler de vastes pertes de substances à l'aide des procédés autoplastiques.

Telles sont les différences cliniques ; l'anatomie pathologique et l'examen microscopique démontrent que celles de texture ne sont pas moins profondes. Si le tissu de ces tumeurs offre quelquefois la dureté du squirrhe, il est plus souvent friable, sec, on n'en exprime qu'un suc très-peu abondant et transparent ou une matière blanche et sèche. Les éminences mamelonées qu'on y observe ne sont que des papilles hypertrophiées ; la matière sébacée s'amasse aussi dans les follicules chargés de la sécreter et forme ainsi de petits noyaux, comme caséeux, que M. Mayor attribue à l'altération des follicules peleux (1). Les éléments microscopiques consistent en cellules semblables à celles qu'on trouve dans l'épiderme ou l'épithelium de la peau et des muqueuses. Elles sont reconnaissables à leur forme aplatie, à leur membrane d'enveloppe nette et plissée et à grandes dimensions (0^{mm},02 à 0^{mm},03), à leur noyau, comparativement très-petit, renfermant des granules et entouré d'une zone transparente. Sous le nom de *globes*

_____

(1) Mayor fils. *Recherches sur les tumeurs épidermiques.* Thèses de Paris, 1846, N° 8.

épidermiques, M. Lébert décrit des corps de 1|20 à 1|10 de millim. formés par le tassement concentrique de nombreux feuillets d'épiderme et qui, vus de champ à la périphérie, offrent une apparence fibreuse. Il est évident que rien, dans toutes ces dispositions, ne ressemble aux cellules cancéreuses. Je ne parlerai pas de la matière grasse, des fibres, des vaisseaux, éléments communs dont l'arrangement n'a du reste rien de spécial ; mais ce qu'il est important de bien remarquer, c'est que l'altération que je viens de décrire est concentrée dans le derme et que si elle en dépasse les limites, elle a toujours son point de départ dans la superficie de cette membrane, d'où on peut suivre ses progrès jusqu'à ses limites les plus profondes. On ne trouve presque jamais, ni primitivement ni consécutivement, d'autres dépôts en dehors des tissus dans la structure desquels entre l'épiderme, et l'engorgement des ganglions lymphatiques est inflammatoires, le cas excepté où la destruction des radicules des vaisseaux a permis le transport direct, soit des cellules épithéliales, soit du blastème.

Ainsi donc, nous sommes amenés à reconnaître dans les tumeurs épithéliales ulcérées, une altération locale concentrée dans un point déterminé et développée sous l'influence de causes extérieures et directes. L'existence de troubles généraux n'infirme pas cette conclusion, puisque, d'après l'observation, ils ont leur origine dans les désordres locaux. Ce dernier point mérite surtout de fixer l'attention ; car si l'on peut admettre que cette affection, primitivement bénigne, finit par acquérir des caractères de malignité, il faut avouer qu'ils n'ont de commun avec ceux du cancer que le terme même, mais que, dans leur source et dans leur évolution, ils sont essentiellement distincts. Toutefois, il est un certain nombre d'exceptions auxquelles les conclusions précédentes ne sauraient être applicables. On a trouvé, rarement il est vrai, certaines masses de cellules épithéliales, primitivement développées en dehors des organes dont elles sont un élément normal ; dans l'épaisseur de la dure-mère (Donné), dans le mésentère (Courty), dans le corps de la matrice, etc. ; en faisant observer que, même dans ces cas, ces productions n'étaient pas fort éloignées des tissus dans lesquels il s'en fait une sécrétion habituelle, on ne peut pas les considérer comme l'effet d'une hypertrophie, d'une exagération du travail nutritif, mais bien comme une perversion de l'activité vitale des organes au milieu desquels elles se sont accidentellement développées. La multiplicité de ces tumeurs, qu'engendre souvent une affection d'une autre nature, la tendance spontanée à l'ulcération se manifestant en dehors de toute cause locale d'irritation, sous l'influence d'un âge avancé, d'une constitution débilitée, de mauvaises conditions hygiéniques, indiquent encore l'existence d'un état morbide général préexistant, une viciation spéciale des forces comme l'origine des symptômes ordinairement provoqués par la lésion organique. Ici les différences qui les séparent de l'affection cancéreuse, sont moins profondes et le rapprochement plus légitime au point de vue clinique.

Il le devient, sous tous les rapports, dans un certain
nombre de cas sur lesquels les auteurs modernes n'ont
presque pas insisté : Le cancroïde peut passer à l'é-
tat de cancer, et l'observation clinique est ici corro-
borée par les recherches microscopiques. M. le professeur Boyer, de Montpellier, parle d'une tumeur dans
laquelle il a vu, à côté de cellules épithéliales bien évi-
dentes, des cellules cancéreuses non moins bien caractérisées (1). M. le professeur Bouisson, dans ses
leçons cliniques, insiste souvent sur la localisation de
l'affection cancéreuse dans une production épithéliale,
et voici une observation qui en est un exemple incontestable :

OBSERVATION. La femme Astruc, âgée de 77 ans, portait depuis
20 ans une petite tumeur sur le bord libre de la lèvre inférieure
elle ne pouvait la rapporter à aucune cause spéciale, aucun membre de sa famille n'avait rien présenté de semblable. La tumeur,
après avoir fait quelques progrès, était restée stationnaire ; elle s'é-
tait fendillée et il s'y formait des croûtes que la malade détachait
et qui se reproduisaient bientôt après, elle ne l'incommodait ni
par des douleurs, ni par des démangeaisons ; les parties voisines
n'étaient pas altérées, aucun engorgement ganglionnaire ne s'était
formé et l'état général y paraissait complétement indifférent. Cependant, quarante jours avant l'opération, sans cause appréciable, la
tumeur prit un développement subit, elle devint mollasse, fongueuse,
sa surface se souleva. Des douleurs vives, brûlantes ou lancinantes
la traversaient par moment. Elle fut enlevée le 18 juin 1851 et
soumise à un examen minutieux : elle était inégalement ma-
melonnée, les bords avaient assez bien l'aspect d'une tumeur
papillaire ; mais au centre étaient des fongosités qui recou-
vraient un fond plus consistant, légèrement rosé et assez dis-

(1) Boyer. *Thèse de concours pour la chaire de pathologie externe*, 1845, p. 118.

tinct des parties environnantes. Celles-ci offraient au microscope
tous les caractères des tumeurs épithéliales, depuis les cellules
en voie de formation jusqu'aux lamelles serrées les unes contre
les autres de manière à simuler une production fibreuse; dans
la partie centrale, les éléments microscopiques étaient différents.
L'élément principal était une cellule à un ou à deux noyaux qui
contenaient un ou plusieurs nucléoles. Ces derniers étaient en
certains points masqués par une infiltration graisseuse. La cellule
autour des noyaux était bien marquée ou manquait complétement;
elle était petite comparativement au volume de ces derniers. Il y
avait donc deux éléments, l'un homœmorphe, l'autre hétéromorphe, et d'après l'historique de la maladie, ce dernier était venu
en quelque sorte se greffer sur le premier. Mais tous les deux
étaient bien distincts; on ne pouvait suivre la transformation
de la cellule épithéliale en cellule cancéreuse. Les deux formes
élémentaires existaient à côté l'une de l'autre, sans modifica
tions transitoires.

Ce fait prouve évidemment et la possibilité du changement du cancroïde en cancer et la manière suivant
laquelle il s'opère; ce n'est pas une transformation,
mais un dépôt de substance nouvelle. On peut ainsi
concevoir comment il n'est pas toujours facile de distinguer ces deux productions nouvelles et comment l'appareil symptomatique, qui dans certains cas affirme leur
identité, trouve son explication dans un changement
de nature anatomique. M. Lébert nie que les ulcères
cancroïdes puissent s'infiltrer de matière cancéreuse.
Mais l'observation précédente et l'autorité scientifique
des professeurs que j'ai cités me permettent de repousser cette opinion comme trop absolue.

Dans tout ce qui prédède, j'ai considéré comme
identiques les ulcérations qui succèdent à la destruction
partielle des tumeurs épithéliales et les ulcères can-

croïdes; c'est qu'en réalité ces derniers ont toujours pour
base des cellules épidermiques. Je me suis aussi tenu
dans des termes très-généraux, et je n'ai fait d'application
à aucune des formes particulières qu'ils peuvent présenter. Il est, en effet, bien démontré aujourd'hui que l'ulcère
chancreux primitif ne siége pas seulement à la face où sa
prédilection pour la lèvre inférieure est si remarquable.
le cancer des ramoneurs , certaines ulcérations végé-
tantes du prépuce et du gland , l'ulcère phagédémique
de la vulve et du périnée, sur lequel M. Huguier a
publié récemment un travail remarquable (1), certaines
ulcérations du col de l'utérus , de l'estomac, du dos de
la main, du talon, sont des affections du même genre ;
elles ont un appareil symptomatique semblable , sauf
les modifications imprimées par le siége , et l'élément
anatomique est pour toutes le même. Du reste , cette
identité , au moins en ce qui concerne quelques ulcères du col de la matrice et le cancer des ramoneurs,
avait été entrevue depuis long temps par M. Cruveilher (2), par Bayle et Cayol , etc.

III. HYPERTROPHIE DU DERME.—A côté de ces altérations de la sécrétion épidermique, il faut ranger l'hypertrophie du derme. Il se forme dans son épaisseur,
de petites tumeurs ovales, un peu aplaties, d'une couleur rougeâtre luisante , assez dures, généralement
indolentes, dont la structure se compose de fibres,
comme celles de l'organe au sein duquel elles ont

(1) Mémoire sur l'esthiomène ou dartre rongeante de la région vulvo-anale (*Mém. de l'Ac. de méd.*, t. XIV, p. 501.)
(2) Cruveilher , *Essai sur l'anat. path.*, p. 89.

pris naissance, entremêlées de quelques cellules fibro-
plastiques. Ces tumeurs ont pris le nom de *kéloïdes*,
et ont, pendant quelque temps, été considérées
comme cancéreuses. Sans avoir besoin de recourir
aux caractères anatomiques, la lenteur de leur marche, l'absence de tout travail d'ulcération, et la fréquence de leur disparition spontanée suffiront pour les
différencier du cancer. Mais il se forme aussi sur les
cicatrices, certaines végétations identiques, pour la
structure, à celles que je viens de mentionner ; véritables kéloïdes cicatricielles, dont les symptômes et la
marche n'offrent pas une aussi grande simplicité.
Hawkins, chirurgien de l'hôpital St-Georges à Londres,
en a donné une description détaillée ; elles ont une
tendance particulière à s'ulcérer, et, quand une solution
de continuité s'y forme, leur surface devient fongueuse,
saignante, et des douleurs lancinantes ou d'une autre nature, mais très-pénibles, s'y font sentir à des
intervalles rapprochés. Elles possèdent aussi la faculté de se reproduire ; mais il faut bien noter que
leur siége est spécialement circonscrit dans le tissu
inodulaire, et que la reproduction se fait sur place.
On a pu observer ces deux caractères essentiels chez
un soldat dont la poitrine était couverte de cicatrices,
hérissées de végétations ulcérées en plusieurs points,
qui reparurent après que M. Velpeau en eut pratiqué
l'extirpation (1).

Au lieu d'éprouver une hypertrophie limitée, le

_____

(1) Bérard et Denonvilliers. *Comp. chirurg.*, t. l.

derme se trouve aussi affecté dans une grande étendue ; cette forme, commune dans certaines contrées, porte le nom d'*Eléphantiasis des Arabes,* maladie considérée par Allard comme le résultat d'une inflammation des vaisseaux lymphatiques, mais dont Fuchs(1) et autres auteurs allemands, ont établi la véritable nature. Rare dans nos climats, elle atteint des proportions si énormes, qu'une affection cancéreuse aurait emporté le malade bien avant d'y être parvenue. Il existe, en outre, un contraste frappant entre ces monstrueuses tuméfactions, dont le fait de Delpech est un des plus remarquables exemples, et l'état de la santé qui reste fort long temps intact, malgré la gravité des altérations locales. L'examen anatomique y fait reconnaître une augmentation considérable des divers éléments de la peau, du chorion principalement, dont l'épaisseur peut s'élever à 15 ou à 18 ^{mm}, et la présence d'un suc laiteux infiltré dans ses mailles. Le tissu cellulaire est aussi plus dense, mais la graisse a disparu, les muscles sont amincis et décolorés, les os tendent au ramollissement.

L'affection tuberculeuse, connue sous le nom d'*Eléphantiasis des Grecs,* se distingue par ses tubercules multiples de couleur bronzée, quelquefois ulcérés et le cachet repoussant qu'ils impriment à la physionomie ou les déformations bizarres des parties qui en sont le siége. Quoi qu'on en ait dit, le cancer ne présente jamais des dispositions analogues.

IV. Mélanose. — La mélanose est, ainsi qu'il a été dit

_____

(1) Voy. Lébert. *Phys. path.*, t. II, p. 45.

plus haut, une production homologue ; bien qu'on ne puisse, comme Laënnec, en faire une espèce particulière de cancer, on ne peut adopter la manière de voir de M. P. Bérard (1) qui considère la présence de la matière noire dans une tumeur maligne, comme le résultat de la décomposition d'une certaine quantité de sang épanché. A part son mélange avec les cellules cancéreuses, la mélanose peut former de véritables tumeurs, semblables par ses qualités physiques à cette forme. Cependant on y remarque une dureté plus grande que dans le cancer mélané ; le suc qui s'en écoule, est tout à fait noir et bien moins abondant que dans ce dernier ; elle est indolente ou à peine douloureuse et ne tend pas spontanément à la destruction, et le travail d'ulcération, qui parfois s'y déclare, est toujours le résultat d'une action physique, du frottement, de contusions, etc. Leur élément essentiel consiste en cellules et granules pigmentaires semblables à ceux de l'uvée, de la choroïde, ou de la peau. Il ne faudrait pas s'en laisser imposer ni par la multiplicité des tumeurs, ni par la récidive, ni par un appareil symptomatique indiquant un trouble général des fonctions. L'existence d'un état constitutionnel, qui provoque une hypersécrétion multiple d'un élément normal, d'emblée ou après une première opération, n'est pas exclusivement propre à l'affection cancéreuse, et les désordres qui se produisent dans l'économie, sont un effet, toujours en relation étroite avec la cause appréciable qui

---

(1) *Dict.* en 30 vol., t. VI, p. 297.

l'amène et qu'explique très-bien l'épuisement des forces et l'insuffisance des éléments nutritifs détournés de leur destination pour fournir au travail pathologique. La mélanose arrive rarement jusqu'à ce point ; la formation de nombreuses tumeurs de ce genre est compatible avec l'exercice régulier des fonctions et n'a ordinairement aucun caractère de malignité.

V. KYSTES. —· 1o Au premier rang se présentent les tumeurs formées par l'accumulation de la matière sébacée dans les cryptes ou follicules chargés de la sécréter. Leur siége dans les régions ou ceux-ci sont abondamment répandus ; leur mollesse, leur forme généralement sphérique, la présence d'un petit point noir, résultant du dessèchement de la matière et de l'oblitération de l'ouverture du crypte, un développement très-lent caractérisent ces altérations. Mais, si une rénitence plus considérable, ou bien un sentiment obscur de fluctuation, assez semblable à celui qu'on rencontre dans l'encéphaloïde ; si des modifications de forme déterminées par certaines conditions anatomiques, l'existence simultanée de plusieurs tumeurs, inspiraient des doutes aux chirurgiens, il devrait toujours prendre en considération la marche et ceux des symptômes déjà indiqués qu'il pourrait constater, et, s'il se déterminait à enlever la lésion avant de les avoir éclaircis, la présence d'une matière blanchâtre peu cohérente, grumeleuse, athéromateuse; celle d'une poche lisse, tomenteuse et parfois hérissée de poils, et enfin l'examen microscopique, qui démontrerait une matière grasse mêlée de nombreuses cellu-

10

les épithéliales, fourniraient les éléments d'un diagnostic *à posteriori* et d'une certitude utile au pronostic.
Ulcérées, ces tumeurs rentrent dans la classe des cancroïdes, et je renvoie aux développements que j'ai
consacrés à cette partie.

2° Un kyste séreux, quelle que soit son origine,
semblerait au premier abord trop éloigné du cancer,
pour exiger qu'on s'arrête à les différencier Mais quand
M. Roux (1), M. Marjolin, M. Lallemand (2), pour ne
parler que des contemporains, enlèvent un sein en entier
ou commencent une dissection dans la conviction d'extir-
per une tumeur fongueuse ou un squirrhe, alors qu'il
s'agit d'une tumeur hydatique ou d'un kyste sanguin,
il faut bien admettre la possibilité d'une confusion et
la difficulté de l'éviter. La lenteur des progrès, l'existence primitive de la fluctuation, l'absence de toute douleur, ou si le kyste s'est enflammé, le caractère même
de la douleur, enfin l'état satisfaisant de la santé, devront
toujours rendre le chirurgien réservé dans son affirmation, si l'idée d'un cancer vient à son esprit et l'engager
à pratiquer une ponction exploratrice. Les qualités
physiques du liquide qui s'écoulera, ne suffiront pas
encore toujours pour l'éclairer ; car du mélange de la sérosité avec du pus ou du sang résultent certaines apparences dont le microscope seul peut démêler la nature.

Les tumeurs hydatiques se distingueront au frémisse-
ment et au bruit particuliers, perceptibles au tact et à l'ouïe,

(1) *Bullet. Ac. de méd.*, t. IX.
(2) Martiartu. *Thèses de Montp.* 1849, p. 127.

que, suivant MM. Piorry et Tarral, la percussion y détermine, et par l'issue d'un liquide clair et de feuillets
celluleux, débris des hydatides mortes.

3o Il est une classe de kystes multiples, impropre-
ment désignés sous le nom de *tumeurs hydatiques,* par
A. Cooper, dans lesquelles les signes cliniques offrent un
caractère si insidieux que la confusion est presque inévitable. Ces kystes, développés en grand nombre
dans un espace limité entourés et réunis par une couche, plus ou moins épaisse, de matière plastique, ne
présentent plus alors de fluctuation, mais un sentiment vague de mollesse et de déplacement tout à fait
analogue à celui de l'encéphaloïde. Or, si leur développement a été rapide, si leur volume devient considérable, si par leur poids ils provoquent des douleurs et des tiraillements dans les parties voisines, si
l'économie est impressionnée par ces circonstances pathologiques, et si enfin la ponction exploratrice ne donne
elle-même aucun éclaircissement, il ne reste plus que
l'opération. C'est là ce qu'on remarque dans l'observation suivante.

OBSERV. Malrieu (Charles), âgé de 22 ans, entra à l'Hôtel-Dieu
St-Eloi dans le mois de juillet 1852, pour une tumeur du testicule
gauche développée depuis sept mois, à la suite d'une orchite
blénnorrhagique. Elle s'était formée de haut en bas, avait augmenté
d'une manière continue malgré l'emploi de sangsues et de moyens
résolutifs et ses progrès s'étaient accompagnés de douleurs encore
persistantes, dans les aines, dans les lombes et dans la cuisse
gauche. Elle avait le volume des deux poings réunis; elle était lourde,
opaque, la peau était distendue, et amincie. En cherchant à en
apprécier la consistance, on sentait suivant les points une fluctuation profonde et obscure, et une grande résistance; le cordon était

un peu engorgé ; les ganglions iliaques et lombaires étaient intacts.
Deux ponctions exploratrices infructueuses pratiquées à l'Hôpital-
Général, furent réitérées par M. le professeur Bouisson et par M. le
professeur Alquié, qui retira une seule fois quelques gouttes de pus.
L'ensemble des caractères cliniques et surtout le résultat des ponctions joints à l'inefficacité d'un traitement antisyphilitique , qu'on
fit subir au malade, semblaient indiquer la présence d'un encéphaloïde. Mais la tumeur ayant été enlevée avec succès par M. Alquié, on trouva sous la tunique albuginée, une masse formée d'une
matière grisâtre, dure, dans laquelle étaient comme enchassés une
foule de kystes variant depuis le volume d'un petit poids jusqu'à
celui d'une grosse noisette ; ils se composaient tous d'une membrane
fine, transparente, doublée d'une couche de cette même matière,
et contenaient, les uns, un liquide séreux, transparent ; les autres,
un liquide opalin et visqueux ; ceux-ci, une matière noirâtre, comme
celle de la mélanose ; et ceux du centre, du pus. Des vaisseaux
nombreux étaient irrégulièrement disposés dans la masse. La substance du testicule était refoulée et aplatie contre la partie postérieure du côté de l'épididyme. La matière épaisse était de la lymphe plastique en voie d'organisation , parfaitement indépendante
des vaisseaux séminifères.

VI. LIPOME. On ne confondra pas avec la forme squirrheuse une tumeur arrondie , égale , molle , faisant
éprouver au toucher la sensation d'un corps cotonneux,
très-mobile, à base bien délimitée, quelquefois pédicu-
lée, sans altération de la peau et d'une bénignité absolue.
Mais l'encéphaloïde en kysté peut offrir quelques-uns
de ces caractères, et alors, si la nature de la douleur,
si le sentiment de fluctuation et la rénitence du tissu
cancéreux, bien différents de la souplesse du lipome ,
si la rapidité de sa marche comparée à l'extrême lenteur que ce dernier met à se développer, la considé-
tion du siége, limitée pour celui-ci aux régions riches
en tissus adipeux, ne suffisent pas pour faire recon-

naître la tumeur, on pourrait, d'après le conseil de M.
Nélaton, y plonger, une aiguille à acupuncture ; l'impossibilité de lui imprimer un mouvement de circum-
duction ou la facilité avec laquelle on l'exécutera, indi-
quera une masse graisseuse ou carcimonateuse. L'excision sous-cutanée de M. le professeur Bouisson me paraît
préférable, en ce quelle permet l'examen direct du tissu.
Ces moyens ayant été négligés ou ne pouvant être mis
en usage, les caractères anatomiques et microscopiques
sont trop peu comparables pour que l'erreur subsiste encore à la suite d'une opération. Enfin, les signes précédents et la nature toute locale de la cause serviraient
à distinguer un lipome ulcéré d'un cancer en voie de
destruction. Je ne parle ni du *stéatome* qu'on a considéré, tantôt comme une tumeur différente du lipome,
tantôt comme la deuxième période de celui-ci, ni de
la dégénérescence du lipome en cancer, car, dans l'un
et l'autre cas, il s'agit d'affections cancéreuses méconnues à leur début.

VII. Tumeurs fibro-plastiques. — La distinction à
établir entre les tumeurs fibro-plastiques et le cancer, se
prête aux mêmes considérations générales que j'ai développées à propos des productions épithéliales; je n'ai pas à
y revenir. Seulement j'insisterai encore plus sur la nécessité du concours des faits pathologiques dans la détermination de la nature d'une tumeur, parce que les caractères
microscopiques, essentiellement distincts quand il s'agit
de tumeurs formées par l'hypertrophie de l'épiderme,
n'offrent pas constamment dans les masses fibro-plastiques, des différences aussi tranchées relativement aux

cellules cancéreuses. Les productions fibro-plastiques
forment une classe de tumeurs homologues ou homœo-
morphes, connues en partie depuis long temps et décrites par Abernethy sous le nom de *sarcome* (1); elles consistent en un tissu cellulaire en voie de formation ; ou,
comme disait cet auteur , elles sont composées de la
partie gélatineuse du sang, devenu plus ou moins vasculaire par l'accroissement ou le développement de
vaisseaux au milieu d'elle. On doit y rapporter un
grand nombre de lésions imparfaitement caractérisées ,
et que des désignations vagues ou impropres faisaient
confondre avec le cancer ou séparer les unes des autres,
malgré l'identité de leur nature et la ressemblance de
leurs symptômes. C'est ainsi que la plupart des excroissances ou végétations charnues, auxquelles on applique
encore le nom de *fongus* , les ostéosarcomes, etc., etc.,
ne sont autre chose que des tumeurs fibro-plastiques.

1º L'expression de *fongus*, sans signification précise,
avait l'inconvénient de rappeler à l'esprit une analogie
avec les végétations cancéreuses, et d'établir avec elles
une similitude qui empêchait de rapprocher toutes les
altérations qui peuvent se présenter dans divers points
du corps sous cette forme , et de saisir leurs rapports
avec des tumeurs profondes qui n'en différaient aussi
que par le siége. Il n'y a pas long temps, en effet ,
qu'on s'est efforcé de les retirer entièrement de la
classe des cancers. On trouve bien dans les ouvrages
des anciens, quelques faits d'après lesquels on peut

_____

(1) Abernethy. *Ouv. cit.*, t. II, p. 431.

supposer qu'ils avaient, plus d'une fois , senti le vice
de cette confusion. Mais c'est Lawrence (1) le premier
et, après lui, As. Cooper qui ont commencé à distinguer
du carcinome de la glande séminale, quelques végétations que M. Jarjavay (2) a mieux étudiées de nos
jours sous le nom de *fongus bénins* du testicule.
Scarpa, de son côté, avait reconnu qu'on ne pouvait
rapporter au cancer de l'œil toutes les tumeurs végé-
tantes formées sur la conjonctive oculaire et palpébrale,
et qu'un certain nombre avaient un caractère essentiellement bénin (3). Mais on n'avait pas encore rapproché ces deux affections l'une de l'autre; on ignorait
aussi qu'il existe les relations les plus étroites entre elles
et les bourgeonnements qui s'élèvent autour d'un os né-
crosé, de l'intérieur d'une bourse synoviale ouverte
ou enflammée, et le plus grand nombre de ces végétations de la dure-mère, qui viennent faire saillie en
dehors du crâne après en avoir perforé les os , etc. Le
microscope, en faisant connaître leur structure intime
et en démontrant leur identité , a dû provoquer la
comparaison de leurs caractères cliniques ; et il en est
résulté une assimilation complète de ces lésions organiques si imparfaitement appréciées, soit entre elles ,
soit avec les véritables tumeurs fibro-plastiques de
l'intérieur des parties molles et des os.

---

(1) *Revue de méd. et de chir. d'Edimbourg* , 1808.

(2) Jarjavay. Mém. sur les fongus du testicule. *Arch. gén.
de méd.*, 4me série , t. XX, p. 129.

(3) Scarpa. *Traité des maladies des yeux* , trad. 'par Bous-
quet et Bellanger , Paris 1821 , t. II , p. 271.

La forme de ces fongus est assez caractéristique ; ils
naissent généralement par un pédicule étroit et s'élargissent ensuite de manière à constituer une tumeur à
surface un peu aplatie, mais le plus souvent hémis-
phérique, toujours plus régulière que celle des végétations cancéreuses, granuleuse, muriforme, grisâtre
ou un peu jaunâtre, pointillée de rouge ou tout à fait
rougeâtre. Ils sont élastiques et bien moins faciles à
se laisser pénétrer ou diviser que le tissu cancéreux.
Habituellement indolents (1) et secs, ils peuvent s'enflammer par l'effet d'irritations directes et plus rarement
d'une manière spontanée, et alors il s'en écoule un liquide
purulent et quelquefois un peu de sang ; mais on ne
peut comparer ces accidents ni à l'écoulement de
l'ichor fétide, ni aux hémorragies abondantes qu'on
observe dans l'autre. — Le point d'où ils naissent a
toujours primitivement subi quelque altération par
l'effet d'une chute, d'un coup (fongus de la dure-mère),
d'une ponction ou d'une injection irritante (fongus du
testicule succédant au traitement de l'hydrocèle par la
ponction et l'injection. Dans leur accroissement, leur
action sur les parties voisines diffère beaucoup de celle du
cancer. Ils les refoulent et peuvent les faire disparaître,
soit en y déterminant une inflammation ulcérative, soit

(1) J'en excepte les cas où des irrégularités du pourtour
de l'ouverture, des pointes osseuses, comme dans certains
fongus de la dure-mère (Louis. *Mém. de l'Ac. de chir.*, t. II,
p. 177 et suiv.) pénètrent dans leur tissu, et ceux où une membrane fibreuse s'oppose à leur développement extérieur (fongus profonds du testicule). Jarjavay. Ouv. cité, p. 147.

en activant simplement le travail d'absorption ; mais ils
ne les pénètrent pas, ils ne s'insinuent pas dans les interstices de leur tissu de manière à contracter des
adhérences ; ils sont toujours libres dans les ouvertures
qu'ils finissent par y pratiquer pour se porter à l'extérieur, ce qui fait qu'ils sont réductibles soit en partie
soit en totalité. L'état de la santé générale n'en reçoit
d'autre dommage que celui qui résulte de leur action
sur des organes très-importants. Enfin, rebelles au
traitement médical, ces fongus ne récidivent pas quand
ils ont été enlevés en entier ; ils reparaissent, mais sur
place, toutes les fois qu'après une opération imparfaite,
on n'a pas pu ou l'on ne s'est pas appliqué à modifier par
une cautérisation convenable, le point où ils avaient
pris leur origine. Le tissu de ces fongus est dur et
homogène ; la coupe est nette ; on y distingue quelques vaisseaux irrégulièrement disposés. Il est terne,
rougeâtre ou un peu jaunâtre et contient en petite quantité
un suc jaune, mais jamais blanc et laiteux comme
celui du cancer. Ces caractères étaient très-marqués
sur une tumeur granuleuse de la conjontive, enlevée par
M. le professeur Bouisson. On n'y rencontre ni foyers
purulents, ni foyers sanguins. Si la consistance devient
quelquefois moins ferme, elle n'acquiert jamais la mollesse de l'encéphaloïde. — Les caractères microscopiques
seront exposés avec ceux des tumeurs fibro-plastiques
profondes.

2º Celles-ci siégent à des profondeurs diverses, jusque
dans l'épaisseur des os. Elles présentent une surface
lisse, uniformément lobulée ; elles ont un volume ordi-

nairement médiocre. La peau reste intacte, on n'observe ni veines dilatées ni ganglions lymphatiques engorgés ; quant à la marche et aux autres symptômes, ils n'offrent pas de différence essentielle avec les précédents. Leur tissu est aussi exactement le même, mais il est disposé en petits lobules entourés d'une enveloppe fibreuse, les organes voisins ne sont pas entièrement détruits ni envahis par la substance de nouvelle formation, mais amincis, atrophiés, ainsi qu'on en voit un exemple dans certaines tumeurs fibro-plastiques développées dans l'intérieur d'un canal osseux dont les parois finissent par se réduire à une lame mince qui se laisse déprimer en faisant entendre une crépitation semblable au froissement d'un parchemin bien sec, signe précieux pour le diagnostic différentiel.

Au microscope, ces tumeurs présentent des cellules formées d'une membrane extérieure pâle et finement grenue de $0^{mm},005$, renfermant un noyau rond ou ovoïde de $0^{mm},005$ à $0^{mm},0075$, aplati et à nucléoles ponctiformes et souvent indistincts. La cellule est allongée à ses deux extrémités, fusiforme ; mais ce qui la distingue bien de celle du cancer, c'est le petit volume du noyau et des nucléoles. En outre, dans une masse fibro-plastique, on observe certains de ees globules très-effilés et près de se transformer en fibres. On peut aussi voir, comme dans le cancer, des cellules-mères à plusieurs noyaux, mais toujours très-petits. Je ne parle pas des fibres qu'on y rencontre ordinairement en assez grand nombre ; elles sont un élément en quelque sorte nécessaire. Si donc rappro-

chant les signes cliniques et les caractères anatomiques
et microscopiques de ces tumeurs de ceux du cancer ,
on se demande si une confusion est possible, la réponse
sera évidemment négative. Mais j'ai pris le type le plus
nettement accusé. Les cellules fibro-plastiques n'offrent
pas toujours une forme aussi complète, et on trouve
de ces globules dépouillés de leurs membranes d'enve-
loppes et réduits à un noyau ovalaire assez petit contenant des granules dans leur intérieur ; ils sont alors
tassés , comme appliqués les uns contre les autres et
entremêlés de quelques fibres , et forment, dans les os
surtout , la masse entière. On doit se rappeler que j'ai
décrit un état presque analogue à l'occasion du développement des cellules cancéreuses. Celles-ci à leur
origine paraissent consister en un noyau dont les nucléoles sont peu distincts et se rencontrent parfois presque exclusivement dans des tumeurs très-volumineuses.
Il est cependant bien rare qu'on ne puisse y découvrir
quelques globules plus parfaits ; en supposant même
qu'il n'en existât pas, on pourrait encore arriver à connaître la nature du tissu, mais en invoquant d'autres caractères. En effet, la ressemblance qui, sous le rapport
microscopique, est extrême, disparaîtra par une appréciation exacte des phénomènes cliniques. Les éléments
cancereux incomplets n'existent en nombre aussi considérable que dans des tumeurs qui se sont développées
très-rapidement , qui présentent une tendance très-prononcée à l'ulcération et qui s'accompagnent dans un
court espace de temps d'un ensemble de troubles généraux très-graves. Or , on n'observe rien de pareil

quand il s'agit d'un tissu fibro-plastique accidentel.

C'est sans doute pour avoir méconnu ces faits que les prévisions, fondées sur les données de la micrographie, ont été quelquefois trompées. Ainsi, je rapporterais volontiers à des tumeurs cancéreuses, composées de cellules incomplètes, ou d'un mélange de cellules cancéreuses et de cellules fibroplastiques, mais avec prédominance de ces dernières, l'observation de M. Velpeau, dans laquelle, à la suite de l'extirpation d'une masse fibro-plastique du testicule, des masses nouvelles se formèrent dans le cordon spermatique et dans l'abdomen, et celle de M. Larrey, qui, ayant enlevé une tumeur du creux du jarret dans laquelle M. Lébert lui-même ne put reconnaître que les éléments de ce tissu, la vit repulluler dans le siége primitif, à l'aine, et, le malade étant mort, trouva des productions du même genre dans l'abdomen et dans la poitrine (1). Est-ce à dire pour cela, qu'on n'a jamais rencontré plusieurs tumeurs fibroplastiques sur le même individu, et que jamais, après une opération, il n'y a eu ni récidive sur place, ni récidive éloignée ? Non sans doute ; quoique dans la presque généralité des cas, la formation de ces tumeurs soit le résultat d'une altération nutritive locale, il faut admettre des exceptions. Mais il serait peu logique de s'en prévaloir pour établir une identité entre ces produits et le cancer. Elles indiquent sans doute un état constitutionnel, une disposition générale, une diathèse,

_____

(1) Voyez Lébert, *ouv. cit.*, p. 100, et l'*Union médicale*, 21 août 1851.

ainsi que je l'ai fait observer à propos des tumeurs épithéliales et mélaniques ; mais une étude exacte de ses caractères n'y démontre qu'une analogie éloignée et non point une similitude complète avec celle qui préside au développement de ce dernier, et dont l'influence délétère est toujours plus active , plus profonde et indépendante des lésions locales. Par conséquent, si un chirurgien judicieux doit tenir compte de cette possibilité de la généralisation des produits fibroplastiques, il le fera pour modifier, dans quelques circonstances, son pronostic dans le sens d'une gravité relative, mais jamais aussi absolue que le commanderait une confusion irrationnelle.

VIII. Tumeurs fibreuses. — Ces tumeurs ne diffèrent pas essentiellement des précédentes; elles en sont un degré plus avancé et présentent seulement certaines modifications dans leur structure anatomique , qui en entraînent quelques - unes dans leurs symptômes. Ainsi, elles sont plus résistantes, et se rapprochent par là des cancers durs. Mais elles ont plus de régularité; ordinairement sphéroïdes, ou bien un peu aplaties, elles sont très-mobiles, non adhérentes aux parties qui les entourent, parfois pédiculées ; elles peuvent atteindre un volume énorme ; mais leur développement est très-lent, et, si elles s'accompagnent de douleurs , d'hémorragies et d'écoulements muqueux et purulents, ces phénomènes sont dus à leur action mécanique sur les organes voisins. Toutefois , l'inflammation, l'ulcération, la gangrène n'y sont pas très-rares ; mais elles y sont toujours provoquées. Leur tissu très-dur, criant sous le scalpel, présente un aspect jaunâtre, blanc-grisâtre ou nacré ; il est très-peu vasculaire, sec, ou bien une pression très-forte n'exprime qu'une matière jaunâtre, visqueuse, semblablable à la synovie (Cruveilher). Il se compose de fibres très-visibles, disposées en réseaux, en cercles concentriques ou irrégulièrement entre-croisées ; mais il n'y existe pas cette matière pulpeuse, homogène du cancer. Quelques concrétions minérales, amorphes y déterminent parfois une disposition ossiforme, simplement apparente. Ces tumeurs sont entourées d'une enveloppe de même nature peu adhérente aux parties voisines, dont le tissu est écarté, refoulé, mais jamais détruit. L'élément microscopique consiste en des fibres semblables à celles des sarcomes ou du tissu fibreux normal, avec quelques noyaux fibro-plastiques et surtout des corps fusiformes très-allongés, premier degré des fibres.

Je ne reviendrai pas sur la transformation de ces tumeurs en cancer. J'ai déjà indiqué quelle signification il convenait de donner à ces termes. Il faut du reste être bien prévenu dans l'appréciation des cas de ce genre que le tissu fibreux est un des éléments ordinaires du cancer, que souvent dans une tumeur carcinomateuse, il se trouve à part, de manière à simuler un corps fibreux sur lequel s'est déposée la matière hétérologue. Malgré la réserve imposée par la connaissance de ce fait, la possibilité de ces changements dans la nature de ces produits nouveaux ne me paraît pas devoir être révoquée en doute, et l'existence d'une tumeur fibreuse

dans un organe n'est pas un gage de sécurité, ainsi
que le prétend M. Cruveilher. La plupart des *polypes*,
les *névromes*, rentrent dans la classe des lésions précédentes. Il est inutile d'insister pour établir leur diagnostic différentiel ; je me borne à dire que, sous cette
dernière dénomination, il faut comprendre seulement le développement anormal du tissu fibreux dans
l'épaisseur ou la surface du névrilème, affection différente de ces tumeurs squirrheuses enkystées, si bien
décrites par Dupuytren, dont le siége est dans le tissu
cellulaire et qui n'ont avec les nerfs que des rapports
de contiguïté ; on pourra presque toujours distinguer
les premières à ce signe, que la compression, exer-
cée au-dessus d'elles sur le trajet du nerf, calme les
douleurs qui s'y manifestent, tandis qu'elle reste im-
puisante contre les horribles souffrances que font éprouver les autres.

IX. Tumeurs cartilagineuses, enchondromes. —
Sous ce nom, Müller (1) désigne des tumeurs formées
par l'hypertrophie de la matière cartilagineuse. Je n'en
pourrai donner une meilleure idée qu'en rapportant
une observation recueillie à l'hôpital St-Eloi.

Observ. La fille Veyrac (Marie), âgée de 17 ans, de Tuech (Aveyron), portait une tumeur assez volumineuse à la face palmaire de la
première phalange du doigt médius gauche. Elle en attribuait l'o-
rigine à un coup assez fort qu'elle avait reçu dans la paume de la
main deux ans avant ; une tuméfaction s'était formée sur l'extrémité supérieure de la phalange indiquée et accrue ensuite
de haut en bas, sans douleur, mais en apportant de la gêne dans
les mouvements. A l'époque où nous l'observâmes, la tumeur, im-

---

(1) Müller. *Ueber den feineren*, etc. Berlin, 1838, p. 31.

mobile, occupait toute la face interne avec laquelle elle faisait corps et en dépassait de chaque côté l'étendue sans intéresser la face dorsale, elle avait le volume d'un œuf de poule. Elle était dure, résistante; presque autant qu'une surface osseuse, régulière, avec quelques inégalités très-peu sensibles; la peau était amincie et facile à déplacer. Cette tumeur ne gênait que par son volume, car elle remontait au-dessus de l'articulation métacarpo-phalangienne et descendait au-dessous de celle des deux phalanges; mais les mouvements de l'une et de l'autre étaient conservés quoique bornés.

M. Quissac, professeur-agrégé, pratiqua la désarticulation du doigt médius le 24 avril 1851. L'opération fut suivie d'un heureux résultat.

La tumeur fut soigneusement disséquée, et nous trouvâmes tous les tissus sous-cutanés intacts; la gouttière fibreuse des fléchisseurs était conservée, en arrière rien n'était altéré. L'enveloppe extérieure était évidemment fibreuse, brillante et très-dense; elle présentait quelques bosselures à peine saillantes. L'instrument tranchant pénétra sans résistance jusqu'à la face dorsale de la phalange. La coupe de ce tissu morbide était nette; elle offrait des aréoles fibreuses peu marquées, dans lesquelles se trouvait une matière molle, grise, ou un peu jaune, translucide; en quelques points il s'y ajoutait une coloration rougeâtre; des vaisseaux visibles à l'œil nu s'y ramifiaient en petit nombre. L'aspect général était celui d'une gelée solide; la pression n'en faisait suinter aucun liquide. Cette substance existait dans toute la partie moyenne de la phalange dont le réseau osseux était détruit jusqu'à la lame compacte; mais, vers les extrémités, elle était mêlée aux fibres osseuses jusqu'à quelques millimètres des surfaces articulaires, où elle disparaissait tout à fait. De chaque côté de la face dorsale partaient deux lamelles interrompues d'une manière brusque et irrégulière, à 1 centimètre du bord latéral, et au-delà, la toile fibreuse recouvrait seule la tumeur. La coque osseuse, détruite à partir de ce point, était remplacée par le périoste conservé. Un fragment de cette matière, porté sous le champ du microscope, nous montra de grandes cellules plus ou moins régulières, arrondies, à contours assez nets et contenant un grand noyau dont l'intérieur était occupé par des granules; ces cellules étaient immobiles et se ressemblaient toutes, sauf quelques-unes dont les caractères étaient rendus obscurs par la présence de vésicules graisseuses ; elles étaient égales, on n'y voyait point de grandes cellules-mères. Nous rapprochâmes immédiatement la disposition microscopique de cette tumeur, qui nous parut très-différente de celle du cancer, des figures tracées par M. Lébert dans l'atlas qui accompagne sa *Physiologie pathologique,* et nous reconnûmes la ressemblance qui existait entre l'image que nous avions sous les yeux et les cellules cartilagineuses normales ou pathologiques qu'il y a reproduites.

J'ajoute, d'après lui, que le diamètre de la cellule est de $0^{mm}, 024$ à $0^{mm}, 032$, celui du noyau, $0^{mm}, 012$. Muëller a trouvé dans ces tumeurs un élément chimique particulier, la chondrine qu'on obtient, comme dans le cartilage normal, en faisant bouillir ce tissu dans l'eau chaude.

Pour achever de caractériser ces tumeurs, il convient d'ajouter que l'exemple qui vient d'être relaté, appartient à la première forme (propre aux os de la main ou du pied), arrivée à un degré très-avancé, la coque osseuse avait été presque entièrement détruite, mais il en restait assez de vestiges pour indiquer qu'elle avait existé. Dans la seconde forme, elle ne se rencontre à aucune période, la matière cartilagineuse se développe, non point au centre de l'os, comme dans la première, mais sous le périoste, qui lui fournit alors une sorte de capsule. Dans la troisième, qui est très-rare, puisque, sur 36 cas d'enchondrome réunis par Muëller, elle n'entre que pour 4, la matière cartilagineuse, déposée an sein d'un organe glandulaire, est entourée aussi d'une membrane fibreuse très-mince, et les aréoles fibreuses sont à peine marquées. Dans au-

11

cune, on ne remarque une tendance à la transformation
osseuse. Il est facile de voir que ces productions nouvelles ont souvent reçu des auteurs des dénominations
peu en rapport avec leur véritable nature. C'est ainsi
que les mots de *spina ventosa*, d'*ostéo-sarcome*; celui
même d'*exostose cartilagineuse de la membrane médullaire* d'A. Cooper, n'avaient pas de signification assez
précise ou consacraient une confusion qui n'était pas
sans inconvénients. Les caractères anatomiques, microscopiques et chimiques sont trop évidemment différents pour qu'on puisse assimiler les enchondromes au
cancer. Les faits pathologiques s'opposent encore à cette
assimilation ; le siége (extrémités infér. ou supér.), la
forme, l'absence de toute douleur, la lenteur du développement, les bornes d'un travail pathologique qui
s'opère toujours dans les limites de l'organe primitivement envahi et respecte les tissus voisins, le privilége de ne pas dégénérer en ulcère et de ne s'enflammer
que rarement, permettront presque toujours d'affirmer,
avant l'opération, sinon que la tumeur est de nature
cartilagineuse, du moins qu'elle n'est pas cancéreuse.
L'examen anatomo-pathologique remplira les lacunes
laissées par l'observation clinique.

X. TUMEURS OSSEUSES. — Une *exostose parenchyma-
teuse éburnée*, avec sa dureté pierreuse; son insensibilité, son adhérence complète à une surface osseuse et
l'impossibilité constante de la déplacer, sans communi-
quer aux parties voisines un mouvement d'ensemble;
l'*exostose périostale* dans laquelle la formation d'une
masse d'abord peu consistante précède l'ossification,

marche complétement opposée à celle de certains cancers, semblent ne devoir jamais se prêter à une erreur. Au besoin, la considération de la cause, de
certains symptômes précurseurs bien caractéristiques,
tels que les signes d'une infection vénérienne, des douleurs nocturnes ostéocopes, ou les traces d'une diathèse
scrofuleuse, l'état stationnaire de ces tumeurs après la
guérison de l'affection qui les a déterminées, avec la
cessation ou la disparition de tout phénomène sympathique fâcheux, donneront toute certitude au diagnostic. Mais certaines masses appelées *ostéo-cartila-
gineuses* ou *ostéo-chondrophytes*, par M. Cruveilher,
qui se forment le plus souvent sur le trajet des os longs,
sont moins faciles à distinguer. Elles ont généralement
une forme irrégulièrement sphéroïde, elles sont bosse-
lées et indolentes, à moins que la compression de quelques filets ou même de gros troncs nerveux, ne
provoque des douleurs pénibles ; leur développement se
fait toujours par des progrès presque insensibles ; les
organes voisins, sauf un peu d'œdème, restent intactes et la santé générale n'en souffre pas ; ce qui
indique, avec le défaut de reproduction, un mal local.
Leur structure est très-remarquable et fort caractéristique, mais sujette à des altérations qui ont pu parfois
donner le change sur leur véritable nature. Leur surface extérieure offre une foule d'élevures souvent très-
saillantes, dures, résistantes, mais moins que la substance osseuse, elles sont recouvertes d'une toile
fibreuse adhérente qui les isole complétement. Elles se composent d'un tissu osseux, disposé en mas-

ces compactes, en lamelles rayonnées, d'autant plus
dures qu'on se rapproche davantage des parois de l'os
altéré ; dans leurs interstices , on rencontre une substance non ossifiée , de la consistance du fibro-cartilage,
qui en recouvre aussi le plus souvent la surface. Les
recherches microscopiques y font voir des globules
fibro-plastiques et surtout des fibres en grand nombre.
Ces tumeurs constituent donc une hypertrophie à la fois
osseuse et fibreuse ; et on peut les désigner sous le nom
d'*ostéo-fibreuses*. Elles diffèrent des précédentes par la
prédominance de ce dernier élément et par leur tendance
à l'ossification ; du cancer , par leur énorme volume ,
leur marche très-lente , leur caractère de maladie locale et curable au moyen d'une opération , et l'absence
des cellules typiques de ce produit. Boyer (1) rapporte
un bel exemple de ces productions et se trouve fort
embarrassé pour lui assigner un rang parmi les lésions organiques connues. M. le professeur Dubreuil
m'en a communiqué un presque semblable et non moins
curieux. La tumeur qui fut enlevée sur une femme ,
s'était développée dans l'extrémité inférieure du
fémur ; elle avait le volume d'une tête d'adulte ; sa
surface était parsemée de bosselures de la grosseur
d'un œuf ; elle était entourée d'une membrane fibreuse
sur laquelle les vaisseaux poplités et les nerfs étaient
étalés sans y adhérer. Son tissu se composait d'une
substance blanche, un peu jaunâtre, dure, comme cartilagineuse formant une couche superficielle , plus ou

(1) Boyer, *Traité de chir.*, t. III, p. 515.

moins épaisse, et s'insinuant entre plusieurs masses isolées ou réunies par des jetées dures et pierreuses qui
avaient tous les caractères du tissu compacte des os,
surtout au voisinage de la face postérieure du fémur avec
laquelle elles se confondaient; dans une seule, on voyait
la disposition radiée signalée par Boyer. La lame postérieure de l'os était détruite dans l'étendue de quelques centimètres et la cavité médullaire, très-dilatée
en arrière, offrait de larges aréoles remplies de caillots
anciens, les uns durs, les autres mous, comme gélati-
niformes, assez semblables à de la matière encéphaloïde
très-molle ; Boyer avait aussi trouvé quelque chose d'analogue, mais l'examen microscopique ne fit reconnaître
que des corpuscules osseux des globules fusiformes et sur
tout des fibres en très-grande quantité. L'affection dont je
viens de déterminer la nature, a été considérée par Muëller
(1), comme plus grave que je ne l'indique. Il en fait une
espèce particulière sous le nom de *carcinoma ostéoï-
des* ; il prétend avoir remarqué qu'elle se manifeste à
la fois sur un grand nombre de points, soit sur le
squelette, soit dans d'autres organes et qu'elle récidive
après l'opération. Le cas rapporté par Boyer ne confirme pas cette opinion. Je ne connais pas les suites de
l'observation que m'a communiquée M. le professeur
Dubrueil; mais M. Virchow, de Berlin, qui s'est occupé
de ce sujet, tient pour suspectes les idées émises par
Muëller.

(1) Muëller, *Archiv. fuer. die physiol.* Berlin, 1843. Heft. v.

§ II. Tumeurs hétérologués.

Les tubercules composent avec le cancer les seuls
tissus dont les éléments essentiels soient étrangers à
l'organisation des tissus normaux. Malgré quelques caractères très-généraux qui leur sont communs, il existe
entre eux des dissemblances si profondes, qu'une confusion ne peut être fréquente ; mais comme elle est possible et que la nature des indications curatives est loin
d'être la même pour ces deux espèces, il est bon de faire
connaître les principales. On distinguera une affection
tuberculeuse à l'existence d'une foule de petits noyaux
isolés, d'abord durs, mais qui passent tous ou presque
tous, sans provoquer de douleurs vives, par une période de ramollissement, à la suite de laquelle la peau
s'enflamme, s'ulcère et laisse couler un pus clair mêlé
de grumeaux ou de débris de matière tuberculeuse.
La multiplicité de ces ouvertures, l'amincissement et
le renversement des bords en dedans, leur coloration
pâle ou violacée donnent un cachet particulier aux
ulcères scrofuleux. La jeunesse des individus affectés,
la débilité de leur constitution, l'existence de cicatrices
déprimées ou d'engorgements ganglionnaires sur d'autres
points du corps, l'état des viscères internes, du poumon
surtout, l'efficacité d'un bon régime, d'un traitement to-
nique, des préparations aurifères et iodées en particulier, donneront de nouveaux éclaircissements dans les
cas douteux. Enfin, si les lumières de l'anatomie pathologique étaient indispensables, on reconnaîtra la ma-

tière tuberculeuse à l'absence de vaisseaux, à sa consistance molle, à sa coloration jaunâtre, etc. La seule forme du cancer qui, sous ce rapport, pourrait offrir avec elle quelque ressemblance, est celle que j'ai décrite sous le nom de *Phymatoïde*. Mais on distinguera toujours, au microscope, les corpuscules sans nucléoles et sans noyaux de 0 ^{mm}, 005 à 0 ^{mm}, 0075 de diamètre qui appartiennent au tubercule, des cellules cancéreuses mêmes les plus déformées.

Dans la première partie de ce travail, je me suis attaché à la recherche de la nature du cancer, et je crois être parvenu à démontrer la spécificité de sa cause et l'unité de texture de ses formes multiples ; je me suis efforcé de faire ressortir que cette recherche ne pouvait être fructueuse que par le concours de tous les caractères cliniques, anatomiques et microscopiques, et non point par la considération exclusive d'un seul d'entre eux. Dans la seconde partie, complément indispensable de la première, j'ai rendu cette démonstration plus complète par la comparaison de chacune des lésions organiques, que des analogies plus ou moins grandes ou un rapprochement factice, avaient fait souvent confondre avec le cancer.

Avec le secours de la même méthode, j'ai tenté de réduire à leur juste valeur des ressemblances ordinairement fortuites ou légères et de séparer ce que des expressions vicieuses semblaient trop souvent réunir, dans un même groupe, malgré des différences essentielles. Au fond de ces distinctions, il existe plus qu'un

intérêt scientifique ; et il serait peu rationnel de ne voir
dans les résultats qu'elles amènent qu'un luxe superflu
propre à porter dans nos divisions nosologiques cette
perfection idéale dont la pratique ne retire bien souvent
aucun fruit. Aussi ai-je constamment tendu à mettre
en lumière, toutes les fois qu'une séparation était naturelle, l'utilité et la possibilité de l'effectuer au lit du
malade. Est-ce à dire que j'y suis toujours parvenu ?
C'est une prétention que je repousse bien loin de
moi ; mais je me croirais trop payé de mes efforts, si
j'avais réussi à prouver que le chirurgien arrive aujourd'hui à mieux éluder les causes d'erreur que l'imperfection de nos sens et la contingence des faits de
l'ordre vital semblent multiplier autour de lui ; et, par
une déduction rigoureuse, qu'il peut apporter plus d'as-
surance dans ses prévisions, plus d'à-propos et de dé-
cision dans ses déterminations.

FIN.

www.ingramcontent.com/pod-product-compliance
Lightning Source LLC
Chambersburg PA
CBHW050122210326
41519CB00015BA/4064